**国学经典
诵读丛书**

焦金鹏◎主编

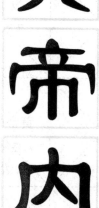

黄帝内经

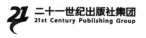

二十一世纪出版社集团
21st Century Publishing Group

图书在版编目（CIP）数据

黄帝内经 / 焦金鹏主编 . -- 南昌：二十一世纪出版社集团，2015.6

（国学经典诵读丛书 . 第 2 辑）

ISBN 978-7-5568-0829-8

Ⅰ.①黄… Ⅱ.①焦… Ⅲ.①《内经》-少儿读物

Ⅳ.① R221-49

中国版本图书馆 CIP 数据核字 (2015) 第 099211 号

**新浪微博：**@二十一世纪出版社官方

**黄帝内经**                                      焦金鹏  主编

**责任编辑** 张　宇
**出版发行** 二十一世纪出版社集团
　　　　　　（江西省南昌市子安路75号　330009）
　　　　　　www.21cccc.com　cc21@163.net
**出 版 人** 张秋林
**经　　销** 新华书店
**印　　刷** 北京华平博印刷有限公司
**版　　次** 2015年9月第1版　2015年9月第1次印刷
**开　　本** 787mm×1092mm　1/16
**印　　张** 6
**字　　数** 80千
**书　　号** ISBN 978-7-5568-0829-8
**定　　价** 12.80元

赣版权登字—04—2015—379
如发现印装质量问题，请寄本社图书发行公司调换 0791-86524997

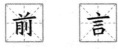

# 前　言

焦金鹏

　　《三字经》《百家姓》《千字文》《论语》《弟子规》《老子》《庄子》《增广贤文》等作为国学蒙学经典，凝聚了我国数千年传统文化的精华，体现了中华民族博大精深的文化精髓。这些蒙学经典作品既包含了丰富的天文地理、历史文化知识和治国理政的社会管理知识，也包含了道德伦理、修身养性的知识。从儿童学习的特点来看，蒙学经典非常切合孩子学习的特点，可诵可读，朗朗上口，前后连贯，行文流畅，辞藻华丽，气势磅礴。古往今来，一代一代中华儿女，无数少年儿童从这些蒙学经典中起步，汲取知识，陶冶情操，提高修养，成人成材。

　　为什么孩子从小就要学习国学经典呢呢？俗话说得好，好的开端就是成功的一半。教育也是一样，蒙学之初就有一个高起点，对于孩子的良好成长和未来的发展，对于人的一生，有着举足轻重的影响。大脑生理学家们发现，儿童的智力和性格在6~8岁间完成90%，8岁以后的发展则渐趋缓慢，13岁左右，大脑发育最关键的敏感期就基本结束了。这表明孩子的聪明与否到七八岁已基本定型，所以教育应当把握关键的黄金时间，切莫坐失良机。

许多教育专家根据儿童教育的生理特点，大力推荐中小学生学习国学蒙学经典，他们认为最好从幼儿阶段就开始蒙学教育，并且推荐采用《三字经》等传统蒙学经典作为启蒙教材。据不完全统计，我国 0 ~ 13 岁的儿童大约有 2 亿，目前大约有 2500 多万儿童在学习国学经典。经过近几年的实践证明，儿童进行国学蒙学经典诵读 2 ~ 3 个月后就会发生明显改变，从开始的每天记忆 20 ~ 30 个字，到每天可以熟记 100 ~ 200 个字。语言能力的提高需要日积月累，孩子从小开始接受丰富的语言知识，一点一滴积累在脑海里，潜移默化然后喷薄而出，需要运用时便能脱口而出，出口成章。古人提倡"厚积薄发"就是这个道理。在国学蒙学经典诵读中，孩子的语言潜能和记忆力潜能都可以获得有效的开发，为他们未来的学习和发展打下良好的基础。

　　父母是孩子最好的老师，实践证明，由父母带着尚未成年的孩子一起学习国学蒙学经典，被认为是一项最好的亲子活动，不仅能提高孩子学习的效果，而且能增进亲情；在教学互动中两代人积极沟通，可以形成和谐的家庭氛围；在诵读中孩子进步了，在孝亲、礼仪、个人修养方面迅速获得提高，在家能孝顺父母，出门能尊敬师长，开始形成良好的礼仪教养、高尚的道德品质、儒雅的精神气质。随着知识水平的提高，孩子的素质有了显著的提高，家长在陪伴孩子诵读的过程中，也得到了一次重新学习的机会。因此，国学蒙学经典诵读，不仅是儿童启蒙教育的有效方法，也是国民素质教育的康庄大道。

**主　编：**

中原孔子书院院长◎焦金鹏

**副主编：**

于亚伟　史晓辉

**编　委：**（按照英文字母排序）

| | | | | | | |
|---|---|---|---|---|---|---|
| 倍　颢 | 常彩虹 | 陈会斌 | 崔中伟 | 曹永利 | 范清琴 | 高鑫淼 |
| 耿红斌 | 郭彦坤 | 郭晓维 | 黑艳丽 | 胡　霞 | 黄建华 | 金洲钢 |
| 靳凡玮 | 康　建 | 李鸿斌 | 李　杰 | 李文革 | 李　霞 | 李　艳 |
| 李跃会 | 李　永 | 刘东志 | 刘　敏 | 刘　涛 | 刘忠恒 | 刘　浩 |
| 牛　超 | 彭济岭 | 全瑞英 | 史玉江 | 宋　健 | 孙西峰 | 吴　迪 |
| 王红艳 | 王建中 | 王　刚 | 解建民 | 姚淑芳 | 杨　静 | 杨建新 |
| 杨建伟 | 严　丽 | 张红梅 | 张少东 | 张玉华 | 张二红 | 张随堂 |
| 张　威 | 张莹莹 | 赵海峰 | 赵丽琴 | | | |

400-6130-665

## 诵读国学经典，开启人生智慧

全面提升记忆力，　博闻强记，　过目不忘

全面提升认知力，　明辨是非，　正本清源

全面提升表达力，　舌灿莲花，　脱口成章

全面提升逻辑力，　下笔千言，　一挥而就

全面提升交往力，　高山流水，　风行云从

全面提升自省力，　三省吾身，　谦谦君子

全面提升创造力，　学以致用，　栋梁之材

400-6130-665

# 目 录

目　录

# 素问·上古天真论（一）

**【原文】**

昔在黄帝，生而神灵，弱①而能言，幼而徇②齐③，长而敦敏④，成而登天⑤。乃问于天师⑥曰：余闻上古之人，春秋⑦皆度百岁⑧，而动作不衰⑨；今时之人，年半百而动作皆衰，时世异耶？人将失之耶？

**【注释】**

①弱：幼小。

②徇：顺从，遵从。

③齐：达到。

④敦敏：敦厚勤勉。

⑤天：天子。

⑥天师：黄帝对岐伯的尊称。

⑦春秋：年。

⑧百岁：一百年。

⑨衰：衰老。

**【译文】**

　　从前的黄帝，生来十分聪明，很小的时候就善于言谈，幼年时对周围事物领会得很快，长大之后，既敦厚又勤勉，及至成年之时，登上了天子之位。他向岐伯问道：我听说上古时候的人，年龄都能超过百岁，动作不显衰老；现在的人，年龄刚至半百，而动作就都衰弱无力了，这是由于时代不同所造成的呢，还是因为今天的人们不会养生所造成的呢？

**【原文】**

　　岐伯对曰：上古之人，其知道者，法①于阴阳，和于术数②，食饮有节，起居有常，不妄③作劳，故能形与神俱，而尽终其天年，度百岁乃去。今时之人不然也，以酒为浆，以妄为常，醉以入房，以欲竭④其精，

以耗散⑤其真，不知持满，不时御神，务快
其心，逆于生乐，起居无节，故半百而
衰也。

黄帝内经

【注释】

①法：规律，标准。

②和于术数：指用合适的养生方法来调和身体。

③妄：乱。

④竭：尽，枯绝。

⑤散：分开。

【译文】

岐伯回答说：上古时代的人，那些懂得养生之道的，能够按照天地阴阳自然变化之规律而加以适应，调和养生的方法，使之达到正确的标准。饮食有所节制，作息有一定规律，既不乱操劳，又避免过度的房事，所以能够形神俱旺，协调统一，活到天赋的自然年龄，超过百岁才离开人世。现在的人就不是这样了，把酒当水浆，滥饮无度，使反常的生活成为习惯，醉酒行房，因恣情纵欲而使阴精竭绝，因满足嗜好而使真气耗散，不知谨慎地保持精气的充满，不善于统驭精神，而专求心志的一时之快，违逆人生乐趣，起居作息毫无规律，所以到半百之年就衰老了。

**【原文】**

fú shàng gǔ shèng rén zhī jiào    xià yě    jiē wèi zhī xū xié

夫上古圣人之教<sup>①</sup>下也，皆谓之虚邪<sup>②</sup>

zéi fēng    bì zhī yǒu shí    tián dàn xū wú    zhēn qì cóng zhī

贼风，避之有时，恬惔虚无<sup>③</sup>，真气从之，

jīng shén    nèi shǒu    bìng ān cóng lái    shì yǐ zhì xián    ér shǎo yù

精神<sup>④</sup>内守，病安从来？是以志闲<sup>⑤</sup>而少欲，

xīn ān ér bú jù    xíng láo ér bú juàn    qì cóng yǐ shùn    gè

心安而不惧<sup>⑥</sup>，形劳而不倦，气从以顺，各

cóng qí yù    jiē dé suǒ yuàn    gù měi qí shí    rèn qí fú

从其欲，皆得所愿。故美其食，任<sup>⑦</sup>其服，

lè qí sú    gāo xià bù xiāng mù    qí mín gù yuē pǔ    shì yǐ

乐其俗，高下不相慕<sup>⑧</sup>，其民故曰朴。是以

shì yù bù néng láo qí mù    yín xié bù néng huò qí xīn    yú zhì

嗜欲不能劳其目，淫邪不能惑其心，愚智

xián bú xiào    bú jù yú wù    gù hé yú dào    suǒ yǐ néng nián

贤不肖，不惧于物，故合于道。所以能年

jiē dù bǎi suì ér dòng zuò bù shuāi zhě    yǐ qí dé quán bù wēi yě

皆度百岁而动作不衰者，以其德全不危也。

**【注释】**

①教：教育，启迪。

②虚邪：邪气简称为邪，又称为"虚邪"、病邪等。是对一切致病因素的统称。

③恬惔虚无：恬惔，指清闲安静；虚无，指心无杂念。恬惔虚无，指内心清闲安静而没有任何杂念。

④精神：生命力，活力。

⑤志闲：志，心志；闲，安逸，安闲。

⑥惧：害怕。

⑦任：任意，随便。

⑧慕：羡慕，嫉妒。

## 【译文】

古代深懂养生之道的人在教导普通人的时候，总要讲到对虚邪贼风等致病因素应及时避开，心情要清静安闲，排除杂念妄想，以使真气顺畅，精神守持于内，这样疾病就无从发生。因此，人们就可以心志安闲，少有欲望，情绪安定而没有焦虑，形体劳作而不使疲倦，真气因而调顺，各人都能随其所欲而满足自己的愿望。人们无论吃什么食物都觉得甘美，随便穿什么衣服也都感到满意，大家喜爱自己的风俗习尚，愉快地生活，社会地位无论高低，都不相嫉妒，所以这些人称得上朴实无华。因而任何不正当的嗜欲都不会引起他们注目，任何淫乱邪僻的事物也都不能惑乱他们的心志。无论愚笨的、聪明的、能力大的还是能力小的，都不因外界事物的变化而动心焦虑，所以符合养生之道。他们之所以能够年龄超过百岁而动作不显得衰老，正是由于领会和掌握了修身养性的方法，而身体不被内外邪气干扰危害所致。

帝曰：人年老而无子者，材力尽邪？将天数然也？

岐伯曰：女子七岁，肾气盛，齿更发长。二七，而天癸①至，任脉②通，太冲脉盛，月事以时下，故有子。三七，肾气平均，故真牙生而长极③。四七，筋骨坚，发长极，身体盛壮。五七，阳明脉衰，面始焦，发始堕。六七，三阳脉衰④于上，面皆焦，发始白。七七，任脉虚，太冲脉衰少，天癸竭，地道⑤不通，故形坏而无

zǐ yě
# 子也。

**【注释】**

①天癸：指先天藏于肾精之中，促进生殖功能发育成熟的物质。

②任脉：任脉是奇经八脉之一，任脉行于胸腹正中，上抵颏（kē）部。

③极：极限，极致。

④衰：衰老，虚弱。

⑤地道：指女子月经。

**【译文】**

黄帝说：人年纪大的时候，不能生育子女，是精力衰竭了呢，还是自然规律呢？

岐伯说：女子到了七岁，肾气盛旺起来，乳齿更换，头发开始茂盛。十四岁时，天癸产生，任脉通畅，太冲脉旺盛，月经按时来潮，具备了生育子女的能力。二十一岁时，肾气充满，真牙生出，牙齿就长全了。二十八岁时，筋骨强健有力，头发的生长达到最茂盛的阶段，此时身体最为强壮。三十五岁时，阳明经脉气血逐渐衰弱，面部开始憔悴，头发也开始脱落。四十二岁时，三阳经脉气血衰弱，面部憔悴无华，头发开始变白。四十九岁时，任脉气血虚弱，太冲脉的气血也逐渐衰弱，天癸枯竭，月经断绝，所以形体衰老，失去了生育能力。

**【原文】**

zhàng fū bā suì shèn qì shí fà zhǎng chǐ gēng èr
# 丈夫八岁，肾气实，发长齿更。二

黄帝内经

八，肾气盛，天癸至，精气溢泻，阴阳和，故能有子。三八，肾气平均，筋骨劲强，故真牙生而长极。四八，筋骨隆盛，肌肉满壮。五八，肾气衰，发堕齿槁。六八，阳气衰竭于上，面焦，发鬓颁白。七八，肝气衰，筋不能动。八八，天癸竭，精少，肾脏衰，形体皆极则齿发去。肾者主水，受五脏六腑之精而藏之，故五脏①盛，乃能泻。今五脏皆衰，筋骨解堕②，天癸尽矣，故发鬓白，身体重，行步不正，而无子耳。

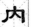

**【注释】**

①五脏：脏，古称藏，是人体内心、肝、脾、肺、肾五个脏器的合称。

②解堕：同"懈惰"。

**【译文】**

　　男子到了八岁，肾气充实起来，头发开始茂盛，乳齿也更换了。十六岁时，肾气旺盛，天癸产生，精气满溢而能外泄，两性交合，就能生育子女。二十四岁时，肾气充满，筋骨强健有力，真牙生长，牙齿长全。三十二岁时，筋骨丰隆盛实，肌肉亦丰满健壮。四十岁时，肾气衰退，头发开始脱落，牙齿开始枯竭。四十八岁时，上部阳气逐渐衰竭，面部憔悴无华，头发和两鬓花白。五十六岁时，肝气衰弱，筋骨的活动不能灵活自如。六十四岁时，天癸枯竭，精气少，肾脏衰，形体衰疲，牙齿头发脱落。肾是人体中主管水的脏器，接受其他各脏腑的精气而加以贮藏，所以五脏功能旺盛，肾脏才能外溢精气。现在年老，五脏功能都已衰退，筋骨懈惰无力，天癸已竭。所以发鬓都变白，身体沉重，步伐不稳，也不能生育子女了。

**【原文】**

dì yuē　　yǒu qí nián yǐ lǎo　　ér yǒu zǐ zhě　　hé yě

# 帝曰：有其年已老，而有子者，何也？

qí bó yuē　　cǐ qí tiān shòu guò dù　　qì mài cháng tōng　　ér

# 岐伯曰：此其天寿过度，气脉常通，而

shèn qì yǒu yú yě　　cǐ suī yǒu zǐ　　nán zǐ bú guò jìn bā bā

# 肾气有余也。此虽有子，男子不过尽八八，

nǚ zǐ bú guò jìn qī qī　　ér tiān dì zhī jīng qì jiē jié yǐ

# 女子不过尽七七，而天地之精气皆竭矣。

dì yuē　　fú dào zhě nián jiē bǎi suì　　néng yǒu zǐ hū
帝曰：夫道者年皆百岁，能有子乎？

qí bó yuē　　fú dào zhě néng què lǎo　ér quán xíng　shēn nián suī
岐伯曰：夫道者能却老而全形，身年虽

shòu　　néngshēng zǐ　yě
寿，能生子也。

**【译文】**

黄帝说：有的人年纪已老，仍能生育，是什么道理呢？

岐伯说：这是他天赋的精力超过常人，气血经脉保持畅通，肾气有余的缘故。这种人虽有生育能力，但男子一般不超过六十四岁，女子一般不超过四十九岁，精气便枯竭了。

黄帝说：掌握养生之道的人，年龄都可以达到一百岁左右，还能生育吗？

岐伯说：掌握养生之道的人，能防止衰老而保全形体，虽然年高，也能生育子女。

**【原文】**

huáng dì yuē　　　yú wén shàng gǔ yǒu zhēn rén zhě　　　tí qiè tiān
黄帝曰：余闻上古有真人者，提挈天

dì①　　bǎ wò yīn yáng　　hū xī jīng qì　　dú lì shǒu shén　　jī
地①，把握阴阳，呼吸精气，独立守神，肌

ròu ruò yī　　gù néng shòu bì tiān dì　　wú yǒu zhōng shí　　cǐ qí
肉若一，故能寿敝天地，无有终时，此其

道生。中古之时，有至人者，淳德全道，和于阴阳，调于四时，去世离俗，积精全神，游行天地之间，视听八达之外，此盖益其寿命而强者也，亦归于真人。其次有圣人者，处天地之和，从八风之理，适嗜欲于世俗之间，无恚嗔②之心，行不欲离于世，被服章，举不欲观于俗，外不劳形于事，内无思想之患，以恬愉为务，以自得为功，形体不敝，精神不散，亦可以百数。其次有贤人者，法则天地，象似日月，辨列星辰，逆从阴阳，分别四时，将从上古合同于道，

yì  kě  shǐ  yì  shòu  ér  yǒu  jí  shí
# 亦可使益寿而有极时。

**【注释】**

①提挈天地：指能够掌握自然变化的规律。

②恚嗔：恚，指愤怒；嗔，指仇恨。泛指愤怒、仇恨等意念。

**【译文】**

　　黄帝说：我听说上古时代有称为真人的人，掌握了天地阴阳变化的规律，能够调节呼吸，吸收精纯的清气，超然独处，令精神守持于内，锻炼身体，使筋骨肌肉与整个身体达到高度的协调，所以他的寿命同于天地而没有终了的时候，这是他修道养生的结果。中古的时候，有称为至人的人，具有淳厚的道德，能全面地掌握养生之道，和调于阴阳四时的变化，离开世俗社会生活的干扰，积蓄精气，集中精神，使其远驰于广阔的天地自然之中，让视觉和听觉的注意力守持于八方之外，这是他延长寿命和强健身体的方法，这种人也可以归属真人的行列。其次有称为圣人的人，能够安处于天地自然的正常环境之中，顺从八风的活动规律，使自己的嗜欲同世俗社会相应，没有恼怒怨恨之情；行为不离开世俗的一般准则，穿着装饰普通纹彩的衣服，举动也没有炫耀于世俗的地方，在外，他不使形体过度劳累，在内，没有任何思想负担，以安静、愉快为目的，以悠然自得为满足；所以他的形体不易衰惫，精神不易耗散，寿命也可达到百岁左右。其次有称为贤人的人，能够依据天地的变化，日月的升降，星辰的位置，顺从阴阳的消长和适应四时的变迁，追随上古真人，使生活符合养生之道，这样的人也能增益寿命，但仍有终结的时候。

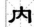

# 素问·四气调神大论（二）

（sù wèn sì qì tiáo shén dà lùn èr）

【原文】

chūn sān yuè  cǐ wèi fā chén  tiān dì jù shēng  wàn wù
春三月，此谓发陈<sup>①</sup>，天地俱生，万物

yǐ róng  yè wò zǎo qǐ  guǎng bù yú tíng  pī fà huǎn xíng
以荣<sup>②</sup>，夜卧早起，广步于庭，被发缓形，

yǐ shǐ zhì shēng  shēng ér wù shā  yǔ ér wù duó  shǎng ér wù
以使志生，生而勿杀，予而勿夺，赏而勿

fá  cǐ chūn qì zhī yìng  yǎng shēng zhī dào yě  nì zhī zé shāng
罚，此春气之应，养生之道也。逆之则伤

gān  xià wéi hán biàn  fèng zhǎng zhě shǎo
肝，夏为寒变，奉长者少。

【注释】

①陈：陈旧。

②荣：草木茂盛。

【译文】

春季的三个月谓之发陈推出新，生命萌发的时令。天地自然，都富有生气，万物

显得欣欣向荣。此时，人们应该入夜即睡眠，早些起身，披散开头发，解开衣带，使形体舒缓，放宽步子，在庭院中漫步，使精神愉快，胸怀开畅，保持万物的生机。不要滥行杀伐，多施与，少敛夺，多奖励，少惩罚，这是适应春季的时令，保养生发之气的方法。如果违逆了春生之气，便会损伤肝脏，使提供给夏长之气的条件不足，到夏季就会发生寒性病变。

【原文】

xià sān yuè　cǐ wèi fán xiù　tiān dì qì jiāo　wàn wù
夏三月，此谓蕃秀①，天地气交，万物

huā shí　yè wò zǎo qǐ　wú yàn yú rì　shǐ zhì wú nù　shǐ
华实，夜卧早起，无厌于日，使志无怒，使

huá yīng chéng xiù　shǐ qì dé xiè　ruò suǒ ài zài wài　cǐ xià
华英成秀，使气得泄，若所爱在外，此夏

qì zhī yìng　yǎng zhǎng zhī dào yě　nì zhī zé shāng xīn　qiū wéi
气之应，养长之道也。逆之则伤心，秋为

jiē nüè　fèng shōu zhě shǎo　dōng zhì chóng bìng
痎疟②，奉收者少，冬至重病。

【注释】

①蕃秀：繁茂秀美。

②痎疟：疟疾，疾病名。

【译文】

夏季的三个月，谓之蕃秀，是自然界万物繁茂秀美的时令。此时，天气下降，

国学经典诵读丛书

地气上腾，天地之气相交，植物开花结实，长势旺盛，人们应该在夜晚睡眠，早早起身，不要厌恶长日，情志应保持愉快，切勿发怒，要使精神之英华适应夏气以成其秀美，使气机宣畅，通泄自如，精神外向，对外界事物有浓厚的兴趣。这是应夏季长养之气，调养人体"长气"的道理。如果违逆了夏长之气，便会损伤心脏，使提供给秋收之气的条件不足，到秋天容易发生疟疾，冬天再次发生疾病。

【原文】

　　qiū sān yuè　　cǐ wèi róng píng　　tiān qì yǐ jí　　dì qì yǐ

秋三月，此谓容平，天气以急，地气以

míng　　zǎo wò zǎo qǐ　　yǔ jī jù xīng　　shǐ zhì ān níng　　yǐ huǎn

明，早卧早起，与鸡俱兴，使志安宁，以缓

qiū xíng　　shōu liǎn shén qì　　shǐ qiū qì píng　　wú wài qí zhì

秋刑①，收敛神气，使秋气平，无外其志，

shǐ fèi qì qīng　　cǐ qiū qì zhī yìng　　yǎng shōu zhī dào yě　　nì zhī

使肺气清，此秋气之应，养收之道也。逆之

zé shāng fèi　　dōng wéi sūn xiè　　fèng cáng zhě shǎo

则伤肺，冬为飧泄②，奉藏者少。

【注释】

　　①秋刑：秋季肃杀之气。

　　②飧泄：飧泄病，大便泄泻清稀，肠鸣腹痛。

【译文】

　　秋季的三个月，谓之容平，自然界景象因万物成熟而平定收敛。此时，天高风急，地气清肃，人应早睡早起，和鸡的活动时间相仿，以保持神志的安宁，减缓秋季肃杀之气对人体的影响，收敛神气，以适应秋季容平的特征，不使神思外驰，以保持肺气的清肃功能，这就是适应秋令的特点而保养人体收敛之气的方法。若违逆了秋收之气，就会伤及肺脏，使提供给闭藏之气的条件不足，冬天就要发生飧泄病。

**【原文】**

　　冬三月，此谓闭藏①，水冰地坼，无扰乎阳，早卧晚起，必待日光，使志若伏若匿，若有私意，若已有得，去寒就温，无泄皮肤，使气亟夺，此冬气之应，养藏之道也。逆之则伤肾，春为痿厥②，奉生者少。

**【注释】**

　　①闭藏：闭塞掩藏。

　　②痿厥：病证名。

**【译文】**

　　冬天的三个月，谓之闭藏，是生机潜伏，万物蛰藏的时令。当此时节，水寒成冰，大地龟裂，人应该早睡晚起，待到日光照耀时起床才好，不要轻易地扰动阳气，妄事操劳，要使神志深藏于内，安静自若，好像有个人的隐秘，严守而不外泄，又像得到了渴望得到的东西，把它密藏起来一样，要守避寒冷，求取温暖，不要使皮肤开泄而令阳气不断地损失，这是适应冬季的气候而保养人体闭藏机能的方法。违逆了冬令的闭藏之气，就要损伤肾脏，使提供给春生之气的条件不足，春天就会发生痿厥之疾。

**【原文】**

tiān qì　　qīng jìng guāng míng zhě yě　cáng dé　bù zhǐ　gù
天气，清净光明者也，藏德①不止，故

bú xià yě　tiān míng zé rì yuè bù míng　xié hài kōng qiào　yáng qì
不下也。天明则日月不明，邪害空窍，阳气

zhě bì sè　dì qì zhě mào míng　yún wù bù jīng　zé shàng yìng
者闭塞，地气者冒明，云雾不精，则上应

bái lù bú xià　jiāo tōng bù biǎo　wàn wù mìng gù bù shī　bù shī
白露不下。交通不表，万物命故不施，不施

zé míng mù duō sǐ　è qì bù fā　fēng yǔ bù jié　bái lù bú
则名木多死。恶气不发，风雨不节，白露不

xià　zé wǎn gǎo bù róng　zéi fēng shuò zhì　bào yǔ shuò qǐ　tiān
下，则菀槁不荣。贼风数至，暴雨数起，天

dì sì shí bù xiāng bǎo　yǔ dào xiāng shī　zé wèi yāng jué miè
地四时不相保，与道相失，则未央绝灭②。

wéi shèng rén cóng zhī　gù shēn wú qí bìng　wàn wù bù shī　shēng
唯圣人从之，故身无奇病，万物不失，生

17

qì bù jié　　nì chūn qì　　zé shǎo yáng bù shēng　　gān qì nèi biàn

气不竭。逆春气，则少阳不生，肝气内变。

nì xià qì　　zé tài yáng bù zhǎng　　xīn qì nèi dòng　　nì qiū qì

逆夏气，则太阳不长，心气内洞。逆秋气，

zé tài yīn bù shōu　　fèi qì jiāo mǎn　　nì dōng qì　　zé shǎo yīn bù

则太阴不收，肺气焦满。逆冬气，则少阴不

cáng　　shèn qì dú chén

藏，肾气独沉。

**【注释】**

①藏德：即隐藏，使不外露。德，这里指自然界中促进生物生长的力量。

②未央绝灭：即生命到寿命的一半就死了。

**【译文】**

　　天气，是清净光明的，蕴藏其德，运行不止，由于天不暴露自己的的光明德泽，所以永远保持它内蕴的力量而不会下泄。如果天气晦暗，就会出现日月昏暗，阴霾邪气侵害山川，阳气闭塞不通，大地昏蒙不明，云雾弥漫，日色无光，相应的雨露不能下降。天地之气不交，万物的生命就不能绵延。生命不能绵延，自然界高大的树木也会死亡。恶劣的气候发作，风雨无时，雨露当降而不降，草木不得滋润，生机郁塞，茂盛的禾苗也会枯槁不荣。贼风频频而至，暴雨不时而作，天地四时的变化失去了秩序，违背了正常的规律，致使万物的生命未及一半就夭折了。只有圣人能适应自然变化，注重养生之道，所以身无大病，因不背离自然万物的发展规律，而生机不会竭绝。违逆了春生之气，少阳就不会生发，以致肝气内郁而发生病变。违逆了夏长之气，太阳就不能盛长，以致心气内虚。违逆了秋收之气，太阴就不能收敛，以致肺热叶焦而胀满。违逆了冬藏之气，少阴就不能潜藏，以致肾气不蓄，出现注泻等疾病。

【原文】

夫四时阴阳者，万物之根本也。所以圣人春夏养阳，秋冬养阴，以从其根，故与万物沉浮于生长之门。逆其根，则伐其本，坏其真矣。故阴阳四时者，万物之终始也，死生之本也，逆之则灾害生，从之则苛疾不起，是谓得道。道者，圣人行之，愚者佩之。从阴阳则生。逆之则死，从之则治，逆之则乱。反顺为逆，是谓内格。是故圣人不治已病，治未病，不治已乱，治

wèi luàn  cǐ zhī wèi yě    fú bìng yǐ chéng ér hòu yào zhī    luàn
未乱，此之谓也。夫病已成而后药之，乱

yǐ chéng ér hòu zhì zhī    pì yóu kě ér chuān jǐng    dòu ér zhù
已成而后治之，譬犹渴而穿井，斗而铸

zhuī    bú yì wǎn hū
锥<sup>①</sup>，不亦晚乎？

**【注释】**

①铸锥：指制造兵器。

**【译文】**

　　四时阴阳的变化，是万物生命的根本，所以圣人在春夏季节保养阳气以适应生长的需要，在秋冬季节保养阴气以适应收藏的需要，顺从了生命发展的根本规律，就能与万物一样，在生、长、收、藏的生命过程中运动发展。如果违逆了这个规律，就会戕伐生命力，破坏真元之气。因此，阴阳四时是万物的终结，是盛衰存亡的根本，违逆了它，就会产生灾害，顺从了它，就不会发生重病，这样便可谓懂得了养生之道。对于养生之道，圣人能够加以实行，愚人则时常有所违背。顺从阴阳的消长，就能生存，违逆了就会死亡。顺从了它，就会正常，违逆了它，就会乖乱。相反，如背道而行，就会使机体与自然环境相格拒。所以圣人不等病已经发生再去治疗，而是治疗在疾病发生之前，如同不等到乱事已经发生再去治理，而是在它发生之前治理。如果疾病已发生，然后再去治疗，乱子已经形成，然后再去治理，那就如同临渴而掘井，战乱发生了再去制造兵器，那不是太晚了吗？

# 素问·生气通天论（三）

【原文】

黄帝曰：夫自古通天者，生之本，本于阴阳。天地之间，六合之内①，其气九州、九窍②、五脏、十二节，皆通乎天气。其生五，其气三，数犯此者，则邪气伤人，此寿命之本也。苍天之气，清静则志意治，顺之则阳气固，虽有贼邪，弗能害也，此因时之序。

【注释】

①六合之内：六合，即东西南北四方及上下。六合之内，代指天地之间。

②九州、九窍：九州，古代把中国地区分为冀、兖、徐、青、扬、豫、荆、梁、雍九个区域，简称九州；九窍，指眼、耳、口、鼻及二阴。

【译文】

黄帝说：自古以来，都以通于天气为生命的根本，而这个根本不外天之阴阳。天地之间，六合之内，大如九州之域，小如人的九窍、五脏、十二节，都与天气相通。天气衍生五行，阴阳之气又依盛衰消长而各分为三。如果经常违背阴阳五行的变化规律，那么邪气就会伤害人体。因此，适应这个规律是寿命得以延续的根本。苍天之气清净，人的精神就相应地调畅平和，顺应天气的变化，就会阳气充实，虽有贼风邪气，也不能加害于人，这是适应时序阴阳变化的结果。

【原文】

gù shèng rén tuán jīng shén    fú tiān qì ér tōng shén míng    shī
故圣人传精神，服天气而通神明。失

zhī zé nèi bì jiǔ qiào    wài yōng jī ròu    wèi qì jiě sàn    cǐ wèi
之则内闭九窍，外壅肌肉，卫气解散，此谓

zì shāng    qì zhī xuē yě    yáng qì zhě    ruò tiān yǔ rì    shī
自伤，气之削也。阳气者，若天与日，失

qí suǒ    zé zhé shòu ér bù zhāng    gù tiān yùn dāng yǐ rì guāng míng
其所，则折寿而不彰。故天运当以日光明。

shì gù yáng yīn ér shàng    wèi wài zhě yě    yīn yú hán    yù rú
是故阳因而上，卫外者也。因于寒，欲如

运枢，起居如惊，神气乃浮。因于暑，汗，烦则喘喝，静则多言，体若燔炭，汗出而散。因于湿，首如裹，湿热不攘，大筋短，小筋弛长。短为拘，弛长<sup>①</sup>为痿。因于气，为肿，四维相代，阳气乃竭。阳气者，烦劳则张，精绝，辟积<sup>②</sup>于夏，使人煎厥；目盲不可以视，耳闭不可以听，溃溃乎若坏都，汩汩乎不可止。阳气者，大怒则形气绝，而血菀于上，使人薄厥<sup>③</sup>。有伤于筋，纵，其若不容。汗出偏沮，使人偏枯。汗出见湿，乃生痤痱<sup>④</sup>。高粱之变，足生大丁，受如持虚。劳汗当风，寒薄为皶，郁乃痤。阳气者，精则养神，柔则养筋。开阖不得，寒气从之，乃生大偻。陷脉为瘘，留连肉腠，俞气化薄，传为善畏，及为惊骇。营气不从，逆于肉理，乃生痈肿。魄汗未尽，形弱而气烁，穴俞以闭，发为风疟。故风者，百病之始也，清静则肉腠闭拒，虽有大风苛毒，弗之能害，此因时之序也。

【注释】

①弛长：弛缓不收之意。

②辟积：辟通"襞"，指折叠衣裙。辟积指衣裙上的褶子，这里是累积的意思。

③薄厥：一种因情绪激动、阳气亢奋，使气血上逆郁积于头部而突然发生昏厥的疾病。

④痤痱：痤，是一种小疖（jiē），皮肤病的一种；痱，即汗疹。

## 【译文】

所以圣人能够专心致志，顺应天气，而通达阴阳变化之理。如果违逆了适应天气的原则，就会内使九窍不通，外使肌肉壅塞，卫气涣散不固，这是由于人们不能适应自然变化所致，称为自伤，阳气会因此而受到削弱。人身的阳气，就像天上的太阳一样重要，假若阳气失却了正常的位次而不能发挥其重要作用，人就会减损寿命或夭折，生命机能亦暗弱不足。所以天体的正常运行，是因太阳光的普照而显现出来，而人的阳气也应在上在外，并起到保护身体，抵御外邪的作用。如果寒邪伤人，阳气应如门轴在门臼中运转一样活动于体内。若起居猝急，扰动阳气，则易使神气外越。如果暑邪伤人，则汗多烦躁，喝（hē）喝而喘，安静时多言多语。若身体发高热，则像炭火烧灼一样，一经出汗，热邪就能散去。如果湿邪伤人，头部像有物蒙裹一样沉重。若湿热相兼而不得排除，则伤害大小诸筋，而出现短缩或弛纵，短缩的造成拘挛，弛纵的造成痿弱。如果风邪伤人，可致浮肿。以上四种邪气维系缠绵不离，相互更代伤人，就会使阳气倾竭。在人体烦劳过度时，阳气就会亢盛而外张，使阴精逐渐耗竭。如此多次重复，阳愈盛而阴愈亏，到夏季暑热之时，便易使人患煎厥病，发作的时候眼睛昏蒙看不见东西，耳朵闭塞听不到声音，昏乱之势就像都城崩毁、急流奔泻一样不可收拾。人的阳气，在大怒时就会上逆，血随气升而淤积于上，与身体其他部位阻隔不通，使人发生薄厥。若伤及诸筋，使筋弛纵不收，而不能随意运动。经常半身出汗，可以演变为半身不遂。出汗的时候，遇到湿邪阻遏就容易发生小的疮疖和痱子。经常吃肥肉精米美味，足以导致疔疮，患病很容易，就像以空的容器接受东西一样。在劳动汗出时遇到风寒之邪，迫聚于皮腠形成粉刺，郁积化热而成疮疖。人的阳气，既能养神而使精神慧爽，又能养筋而使诸筋柔韧。汗孔的开闭调节失常，寒气就会随之侵入，损伤阳气，以致筋失所养，造成身体俯曲不伸。寒气深陷脉中，久而成为疮瘘，留连肉腠之间，气血不通而淤积，从腧穴侵入的寒气内传而迫及五脏，损伤神志，就会出现恐惧和惊骇的征象。由于寒气的稽留，营气不能顺利地运行，阻逆于肌肉之间，就会发生痈肿。汗出未止的时候，形体与阳气都受到一定的削弱，若风寒内侵，腧穴闭阻，就会发生风疟。风是引起各种疾病的起始原因，而只要人保持精神的安定，那么，肌肉腠理就会密闭而有抗拒外邪的能力，虽有大风苛毒的浸染，也不能伤害，这正是循着时序的变化规律保养生气的结果。

**【原文】**

gù bìng jiǔ zé chuán huà    shàng xià bú bìng    liáng yī fú wéi
故病久则传化，上下不并，良医弗为。

gù yáng xù jī bìng sǐ    ér yáng qì dāng gé    gé zhě dāng xiè    bù
故阳畜积病死，而阳气当隔。隔者当泻，不

jí zhèng zhì    cū nǎi bài zhī    gù yáng qì zhě    yí rì ér zhǔ
亟正治，粗乃败之。故阳气者，一日而主

wài    píng dàn rén qì shēng    rì zhōng ér yáng qì lóng    rì xī ér
外。平旦①人气生，日中而阳气隆，日西而

yáng qì yǐ xū    qì mén nǎi bì    shì gù mù ér shōu jù    wú rǎo
阳气已虚，气门乃闭。是故暮而收拒，无扰

jīn gǔ    wú jiàn wù lù    fǎn cǐ sān shí    xíng nǎi kùn bó
筋骨，无见雾露，反此三时，形乃困薄。

**【注释】**

①平旦：旦即日出天明。平旦，即太阳刚刚升起的时候。

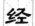

【译文】

　　病久不愈，邪留体内，则会内传并进一步演变，到了上下不通、阴阳阻隔的时候，虽有良医，也无能为力了。所以阳气蓄积，淤阻不通时，也会致死。对于这种阳气蓄积，阻隔不通者，应采用通泻的方法治疗，如不迅速正确施治，而被粗疏的医生所误，就会导致死亡。人身的阳气，白天主司体表：清晨的时候，阳气开始活跃，并趋向于外；中午时，阳气达到最旺盛的阶段；太阳偏西时，体表的阳气逐渐虚少，汗孔也开始闭合。所以到了晚上，阳气收敛，拒守于内，这时不要扰动筋骨，也不要接近雾露。如果违反了一天之内这三个时间的阳气活动规律，形体被邪气侵扰则困乏而衰薄。

【原文】

　　qí bó yuē　yīn zhě　cáng jīng ér qǐ jí yě　yáng zhě
　　岐伯曰：阴者，藏精而起亟也，阳者，

wèi wài ér wéi gù yě　　yīn bú shèng qí yáng　zé mài liú bó jí
卫外而为固也。阴不胜其阳，则脉流薄疾，

bìng nǎi kuáng　yáng bú shèng qí yīn　zé wǔ zàng qì zhēng　jiǔ qiào
并乃狂。阳不胜其阴，则五脏气争，九窍

bù tōng　shì yǐ shèng rén chén yīn yáng　jīn mài hé tóng　gǔ suǐ
不通。是以圣人陈阴阳，筋脉和同，骨髓

jiān gù　qì xuè jiē cóng　rú shì zé nèi wài tiáo hé　xié bù néng
坚固，气血皆从。如是则内外调和，邪不能

hài　ěr mù cōng míng　qì lì rú gù　fēng kè yín qì　jīng nǎi
害，耳目聪明，气立如故。风客淫气，精乃

亡，邪伤肝也。因而饱食，筋脉横解，肠澼为痔。因而大饮，则气逆。因而强力，肾气乃伤，高骨乃坏。凡阴阳之要，阳密乃固，两者不和，若春无秋，若冬无夏。因而和之，是谓圣度。故阳强不能密，阴气乃绝。阴平阳秘，精神乃治；阴阳离决，精气乃绝。因于露风，乃生寒热。是以春伤于风，邪气留连，乃为洞泄①。夏伤于暑，秋为痎疟。秋伤于湿，上逆而咳，发为痿厥。冬伤于寒，春必温病。四时之气，更伤五脏。阴之所生，本在五味；阴之五宫，伤在五味②。是故味过于酸，肝气以津，脾气乃绝。味过于咸，大骨气劳，短肌，心气抑。味过于甘，心气喘满，色黑，肾气不衡。味过于苦，脾气不濡，胃气乃厚。味过于辛，筋脉沮弛，精神乃央。是故谨和五味，骨正筋柔，气血以流，腠理以密，如是则骨气以精。谨道如法，长有天命。

**【注释】**

①洞泄：指泻泄非常剧烈，如空洞无底。

②阴之五宫，伤在五味：阴之五宫，指五脏，是阴精所藏之所，五味本能养五脏，但如果五味太过反而会损伤五脏。

**【译文】**

岐伯说：阴是藏精于内不断地扶持阳气的，阳是卫护于外使体表固密的。如果阴不胜阳，阳气亢盛，就使血脉流动迫促，若再受热邪，阳气更盛就会发为狂症。

如果阳不胜阴，阴气亢盛，就会使五脏之气不调，以致九窍不通。所以圣人使阴阳平衡，无所偏胜，从而达到筋脉调和，骨髓坚固，血气畅顺。这样，则会内外调和，邪气不能侵害，耳目聪明，气机正常运行。风邪侵犯人体，伤及阳气，并逐步侵入内脏，阴精也就日渐消亡，这是由于邪气伤肝所致。若饮食过饱，阻碍升降之机，会发生筋脉弛纵、肠澼及痔疮等病症。若饮酒过量，会造成气机上逆。若勉强用力，会损伤肾气，腰部脊骨也会受到损伤。大凡阴阳的关键，以阳气的致密最为重要。阳气致密，阴气就能固守于内。阴阳二者不协调，就像一年之中，只有春天而没有秋天，只有冬天而没有夏天一样。因此，阴阳的协调配合，相互作用，是维持正常生理状态的最高标准。所以阳气亢盛，不能固密，阴气就会竭绝。阴气和平，阳气固密，人的精神才会正常。如果阴阳分离决绝，人的精气就会随之而竭绝。由于雾露风寒之邪的侵犯，就会发生寒热。春天伤于风邪，留而不去，会发生急骤的泄泻。夏天伤于暑邪，到秋天会发生疟疾病。秋天伤于湿邪，邪气上逆，会发生咳嗽，并且可能发展为痿厥病。冬天伤于寒气，到来年的春天，就要发生温病。四时的邪气，交替伤害人的五脏。阴精的产生，来源于饮食五味。储藏阴精的五脏，也会因五味而受伤，过食酸味，会使肝气淫溢而亢盛，从而导致脾气的衰竭；过食咸味，会使骨骼损伤，肌肉短缩，心气抑郁；过食甜味，会使心气满闷，气逆作喘，颜面发黑，肾气失于平衡；过食苦味，会使脾气过燥而不濡润，从而使胃气壅滞；过食辛味，会使筋脉败坏，发生弛纵，精神受损。因此谨慎地调和五味，会使骨骼强健，筋脉柔和，气血通畅，腠理致密，这样，骨气就精强有力。所以重视养生之道，并且依照正确的方法加以实行，就会长期保有天赋的生命力。

# 素问·阴阳应象大论（四）

sù wèn　　yīn yáng yìng xiàng dà lùn　　sì

【原文】

黄帝曰：阴阳者，天地之道①也，万物之纲纪，变化之父母②，生杀之本始③，神明之府④也，治病必求于本。故积阳为天，积阴为地。阴静阳躁，阳生阴长，阳杀阴藏。阳化气，阴成形。寒极生热，热极生寒。寒气生浊，热气生清。清气在下，则生飧泄。浊气在上，则生胀。此阴阳反作，病之逆从也。故清阳为天，浊阴为地；地气上为云，天气下为雨，雨出地气，云出天气。故清阳出上窍，浊阴出下窍；清阳发腠理，浊阴走五脏；清阳实四支⑤，浊阴归六腑。水为阴，火为阳。阳为气，阴为味。味归形，形归气，气归精，精归化。精食气，形食味，化生精，气生形。味伤形，气伤精，精化为气，气伤于味。阴味出下窍，阳气出上窍。味厚者为阴，薄为阴之阳。气厚者为阳，薄为阳之阴。味厚则泄，薄则通。气薄则发泄，厚则发热。壮火之气衰，少火之气壮。壮火食气，气食少火。壮火散气，少火生气。气味，辛甘发散为阳，酸苦涌泄为阴。阴胜则阳病，阳胜则阴病。阳胜则热，阴胜则寒，重寒则热，重热则寒。寒伤形，热伤气。气伤痛，形伤肿。故先痛而后肿者，气伤形也。先肿而后痛者，形伤气也。风胜则动⑥，热胜则肿，燥胜则干，寒胜则浮⑦，湿胜则濡泻⑧。天有四时五行，以生长收藏，以生寒暑燥湿风，人有五脏化五气，以生喜怒悲忧恐。故喜怒伤气，寒暑伤形，暴怒伤阴，暴喜伤阳。厥气⑨上行，满脉去

形。喜怒不节，寒暑过度，生乃不固。故
重阴必阳，重阳必阴。故曰：冬伤于寒，
春必温病。春伤于风，夏生飧泄。夏伤于
暑，秋必痎疟。秋伤于湿，冬生咳嗽。

【注释】

①道：即法则、规律。

②父母：这里作根源、起源的意思。

③生杀之本始：生，指生长；杀，指消亡。生杀之本始，就是自然界万物生长
和消亡的根本动力。

④神明之府：神，变化玄妙，不能预测；明，指事物昭著清楚；府，物质积聚
的地方。神明之府，就是说宇宙万物变化极其玄妙，有的显而易见，有的隐匿莫测，
都源于阴阳。

⑤清阳实四支：支通"肢"；清阳，指在外的清净的阳气。四肢主外动，所以
清阳充实四肢。

⑥风胜则动：动，即动摇，这里指痉挛、抽搐及眩晕一类的症状。风性善行，
所以风胜则动。风胜则动就是说风邪偏胜就会出现痉挛、抽搐及眩晕这一类的症状。

⑦浮：即浮肿的意思。

⑧濡泻：指腹泻黏腻之病。

⑨厥气：指厥逆不顺之气。

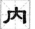

【译文】

黄帝说：阴阳是宇宙之中的规律，是一切事物的本源，是万物发展变化的起源，是生长、毁灭的根本。对于人体来说，它是精神活动的根基。治理必须以阴阳为根本去进行考查。从阴阳变化来说，阳气积聚而上升，就成为天；阴气凝聚而下降，就成为地。阴的性质为静，阳则为动；阳主萌动，阴主成长，阳主杀伐，阴主收藏。阳主万物的气化，阴主万物的形体。寒极会生热，热极会生寒。寒气能产生浊阴，热气能产生清阳。清阳之气下陷，如不能上升，就会发生泄的病。浊阴在上壅，如不得下降，就会发生胀满之病。这就是违背了阴阳运行规律，导致疾病的道理。清阳之气变为天，浊阴之气变为地。地气上升成为云，天气下降变成雨；雨源出于地气，云出自于天气。人体的变化也是这样，清阳出于上窍，浊阴出于下窍。清阳从腠理发泄，浊阴内注于五脏。清阳使四肢得以充实，浊阴内走于六腑。水主阴，火主阳。阳是无形的气，而阴则是有形的味。饮食五味滋养了形体，而形体的生长发育又依赖于气化活动。脏腑功能由精产生。精是依赖于真气而产生的，形体是依赖于五味而成的。生化的一切基于精，生精之气得之于形。味能伤害形体，气又能摧残精，精转化为气，气又伤于味。属阴的五味从下窍排出，属阳的真气从上窍发泄。五味之中，味厚的属于纯阴，味薄的属于阴中之阳；阳气之中，气厚的属于纯阳，气薄的属于阳中之阴。作为五味来说，味厚会使人泄泻，味薄能使肠胃通利。作为阳气，气薄能渗泄邪气，气厚会助阳发热。亢阳促使元气衰弱，而微阳能使元气旺盛。亢阳侵蚀元气，元气赖于微阳的煦养；亢阳耗散元气，微阳却使元气增强。气味之中，辛甘而有发散作用的属于阳；酸苦而有涌泄作用的，属于阴。阴阳在人体内，是相对平衡的。如果阴气偏胜了，阳气必然受损害。同样，阳气偏胜了，阴气也必定受损害。阳气偏胜就产生热，阴气偏胜就产生寒。寒到极点，又会出现热象；热到极点，又会出现寒象。寒邪能伤害人形体，热邪能伤害人元气。元气受伤，就会因气脉阻滞使人感觉疼痛；形体受伤，就会因为肌肉壅滞而肿胀起来。所以凡是先痛后肿的，是因为气病而伤及形体；若是先肿后痛，是因为形伤而累及元气。风邪太过，形体就会动摇、颤抖，手足痉挛；邪热太过，肌肉就会生发红肿；燥气太过，津液就枯涸；湿气太过，就会生发泄泻。天有春夏秋冬四时，对应五行而形成春、夏、长夏、秋、冬五时的变通，以利生长收藏以产生寒暑燥湿风的五候变化。人有五脏，五脏化生出五气，发为喜怒悲忧恐这些不同的情志，过喜过怒，都会伤气。寒暑外侵，则会损伤形体。大怒会伤阴气，大喜会伤阳气。更可怕的是逆气上冲，血脉阻塞，形色突变。喜怒如不节制，寒暑如不依例，就有伤害生命的危险。因此，阴气过盛就要走向它的反面，同样阳气过盛也要走向它的反面。所以说冬季感受的寒气太多了，到了春季就容易发生热性病；春季感受的风气太多了，到了夏季就容易发生飧泄的病；夏季受的暑气太多了，到了秋季就容易发生疟疾；秋季感受的湿气太多了，到了冬季就容易发生咳嗽。

## 【原文】

dì yuē　　yú wén shàng gǔ shèng rén　lùn lǐ rén xíng　liè
帝曰：余闻上古圣人，论理人形，列

bié zàng fǔ　duān luò jīng mài　huì tōng liù hé　gè cóng qí jīng
别脏腑，端络经脉，会通六合，各从其经；

qì xué suǒ fā　gè yǒu chù míng　xī gǔ shǔ gǔ　jiē yǒu suǒ
气穴①所发，各有处名；溪谷属骨，皆有所

qǐ　fēn bù nì cóng　gè yǒu tiáo lǐ　sì shí yīn yáng　jìn yǒu
起；分部逆从，各有条理；四时阴阳，尽有

jīng jì　wài nèi zhī yìng　jiē yǒu biǎo lǐ　qí xìn rán hū
经纪；外内之应，皆有表里。其信然乎？

**【注释】**

①气穴：经气所汇集的部位，即穴位。

**【译文】**

黄帝问：我听说古代圣人，讲到人体形态，辨别脏腑的阴阳，审察经脉的联系，使得会通六合，各按其经络循行起止；气穴所发的部位，各有它的名称；肌肉及骨骼相连结的部位，都有它们的起点；皮部浮络的阴阳、顺逆，各有条理；四时阴阳的变化，都有它一定的规律；外在环境与人体内部的对应关系，也都有表有里。是否真的是这样呢？

**【原文】**

岐伯对曰：东方生风，风生木，木生酸，酸生肝，肝生筋，筋生心。肝主目，其在天为玄，在人为道，在地为化。化生五味，道生智，玄生神。神在天为风，在地为木，在体为筋，在脏为肝，在色为苍，在音为角，在声为呼，在变动为握，在窍

为目，在味为酸，在志为怒。怒伤肝，悲
胜怒，风伤筋，燥胜风，酸伤筋，辛胜
酸。南方生热，热生火，火生苦，苦生
心，心生血，血生脾，心主舌。其在天为
热，在地为火，在体为脉，在脏为心，在色
为赤，在音为徵，在声为笑，在变动为忧，
在窍为舌，在味为苦，在志为喜。喜伤心，
恐胜喜，热伤气，寒胜热，苦伤气，咸胜
苦。中央生湿，湿生土，土生甘，甘生
脾，脾生肉，肉生肺，脾主口。其在天为
湿，在地为土，在体为肉，在脏为脾，在色

为黄，在音为宫，在声为歌，在变动为哕，在窍为口，在味为甘，在志为思。思伤脾，怒胜思，湿伤肉，风胜湿，甘伤肉，酸胜甘。西方生燥，燥生金，金生辛，辛生肺，肺生皮毛，皮毛生肾，肺主鼻。其在天为燥，在地为金，在体为皮毛，在脏为肺，在色为白，在音为商，在声为哭，在变动为咳，在窍为鼻，在味为辛，在志为忧。忧伤肺，喜胜忧，热伤皮毛，寒胜热，辛伤皮毛，苦胜辛。北方生寒，寒生水，水生咸，咸生肾，肾生骨髓，髓生

肝，肾主耳。其在天为寒，在地为水，在体
为骨，在脏为肾，在色为黑，在音为羽，在
声为呻，在变动为栗，在窍为耳，在味为
咸，在志为恐。恐伤肾，思胜恐，寒伤血，
燥胜寒，咸伤血，甘胜咸。故曰：天地者，
万物之上下也；阴阳者，血气之男女也；
左右者，阴阳之道路也；水火者，阴阳之
征兆也；阴阳者，万物之能始也。故曰：
阴在内，阳之守也，阳在外，阴之使也。

【译文】

岐伯答：东方生风，风能滋养木气，木气能生酸味，酸味能养肝，肝血能够养
筋，而筋又能养心。肝气上通于目，它在自然界是最深远微妙而无穷的，在人能够

知道自然界变化的道理，在地有生化。大地有生化，能产生五味；人知道自然界变化的道理，就能产生一切智慧；宇宙的深远微妙能产生变化。变化在天是五气里的风，在地是五行里的木，在人体中则为筋，在五脏中则为肝，在五色中则为苍，在五音中则为角，在五声中则为呼，在人体的变动中则为握，在七窍中则为目，在五味中则为酸，在情志中则为怒。怒伤肝，但悲伤能够抑制怒；风气伤筋，但燥能够抑制风；过食酸味能够伤筋，但辛味能够抑制酸味。南方生热，热能生火，火气生苦味，苦味养心，心生血，血养脾，心气与舌相关联。其在天为热，在地为火，在人体为血脉，在五脏为心，在五色为赤，在五音为徵，在五声为笑，在人体情志变动为忧，在七窍为舌，在五味为苦，在情志的变动上为喜。过喜伤心气，但恐能抑制喜；热伤气，但寒能抑制热；苦味伤气，但咸味能抑制苦味。中央生湿，湿使土气生长，土生甘，甘养脾气，脾滋养肌肉，肌肉强壮使肺气充实，脾气与口相关联。它的变化在天为五气里的湿，在地为五行里的土，在人体为肌肉，在五脏为脾，在五色为黄，在五音为宫，在五声为歌，在人体的变动为干呕，在七窍为口，在五味为甘，在情志变动上为思。思虑伤脾，但怒气能抑制思虑；湿气伤肌肉，但风气能抑制湿气；过食甘味伤肌肉，但酸味能抑制甘味。西方生燥，燥使金气旺盛，金生辛味，辛养肺，肺气滋养皮毛，皮毛润泽又滋生肾水，肺气与鼻相关联。它的变化在天为五气里的燥，在地为五行里的金，在人体为皮毛，在五脏为肺，在五色为白，在五音为商，在五声为哭，在人体的变动为咳，在七窍为鼻，在五味为辛，在情志变动上为忧。忧伤肺，但喜能抑制忧；热伤皮毛，但寒能抑制热；辛味伤皮毛，但苦味能抑制辛味。北方生寒，寒生水气，水气能生咸味，咸味能养肾气，肾气能长骨髓，骨髓又能养肝，肾气与耳相关联。它的变化在天为五气的寒，在地为五行中的水，在人体为骨髓，在五脏为肾，在五色为黑，在五音为羽，在五声为呻吟，在人体的变动上为战栗，在七窍中为耳，在五味中为咸，在情志变动上为恐。恐伤肾，但思能抑制恐；寒伤血，但燥能抑制寒；咸伤血，但甘味能抑制咸味。因此说，天地使万物有上下之分，阴阳使血气有男女之别。左右是阴阳循行的道路，而水火则是阴阳的表现。阴阳变化，是一切事物生成的原始。所以说，阴在内，有阳作为它的卫外；阳在外，有阴作为它的辅佐。

**【原文】**

dì yuē　　 fǎ yīn yáng nài hé

帝曰：法阴阳奈何？

**【译文】**

黄帝问：人该怎样取法于阴阳呢？

**【原文】**

qí bó yuē　　yáng shèng zé shēn rè　　còu lǐ bì　　chuǎn cū

岐伯曰：阳胜则身热。腠理闭，喘粗

wèi zhī fǔ yǎng　　hán bù chū ér rè　　chǐ gān yǐ fán yuān　　fù mǎn

为之俯仰，汗不出而热，齿干以烦冤，腹满

sǐ　　néng dōng bù néng xià　　yīn shèng zé shēn hán　　hàn chū　　shēn

死，能冬不能夏。阴胜则身寒，汗出，身

cháng qīng　　shuò lì ér hán　　hán zé jué　　jué zé fù mǎn sǐ

常清，数栗而寒，寒则厥，厥则腹满死，

néng xià bù néng dōng　　cǐ yīn yáng gèng shèng zhī biàn　　bìng zhī xíng

能夏不能冬。此阴阳更胜之变，病之形

néng yě
能也。

【译文】

　　岐伯答：阳气太过，身体就会发热，腠理紧闭，喘息急迫，俯仰反侧汗不出，热不散，牙齿干燥，心里烦闷，若再有腹部胀满的感觉，就是死症。经得起冬天，而经不起夏天。阴气太过，身体就会恶寒，出汗，身上时常觉冷，屡屡寒战，夹杂作冷，最后就会出现手足厥冷的现象，再感腹部胀满，就是死症。经得起夏天，而经不起冬天。这就是阴阳偏胜，失去平衡，所引起的疾病症状的机转啊！

【原文】

dì yuē　　tiáo cǐ　èr zhě nài hé
帝曰：调此二者奈何？

【译文】

　　黄帝问：那么，怎样才能使阴阳得以调和呢？

【原文】

qí bó yuē　　néng zhī qī sǔn bā yì　　zé èr zhě kě tiáo
岐伯曰：能知七损八益，则二者可调。
bù zhī yòng cǐ　　zé zǎo shuāi zhī jié yě　　nián sì shí ér yīn qì zì
不知用此，则早衰之节也。年四十而阴气自
bàn yě　　　qǐ jū shuāi yǐ　　nián wǔ shí　　tǐ zhòng　　ěr mù bù
半也，起居衰矣。年五十，体重，耳目不

聪明矣。年六十，阴痿，气大衰，九窍不利，下虚上实，涕泣俱出矣。故曰：知之则强，不知则老，故同出而名异耳。智者察同，愚者察异，愚者不足，智者有余，有余则耳目聪明，身体轻强，老者复壮，壮者益治，是以圣人为无为之事，乐恬惔之能，从欲快志于虚无之守，故寿命无穷，与天地终，此圣人之治身也。天不足西北，故西北方阴也，而人右耳目不如左明也。地不满东南，故东南方阳也，而人左手足不如右强也。

【译文】

岐伯说：如果懂得了七损八益的养生之道，则人身的阴阳就可以调摄，如其不懂得这些道理，就会发生早衰现象。一般的人，年到四十，阴气已经自然的衰减一半了，其起居动作，亦渐渐衰退；到了五十岁，身体觉得沉重，耳目也不够聪明了；到了六十岁，阴气萎弱，肾气大衰，九窍不能通利，出现下虚上实的现象，会常常流着眼泪鼻涕。所以说：知道调摄的人身体就强健，不知到调摄的人身体就容易衰老，本来是同样的身体，结果却出现了强弱不同的两种情况。懂得养生之道的人，能够注意共有的健康本能；不懂得养生之道的人，只知道强弱异形。不善于调摄的人，常感不足，而重视调摄的人，就常能有余，有余则耳目聪明，身体轻强，即使已经年老，亦可以身体强壮，当然本来强壮的就更好了。所以圣人不作勉强的事情，不胡思乱想，有乐观愉快的旨趣，常使心旷神怡，保持着宁静的生活，所以能够寿命无穷，尽享天年。这是圣人保养身体的方法。天气是不足于西北方的，所以西北方属阴，而人的右耳也不及左边的聪明；地气是不足于东南方的，所以东南方属阳，而人的左手足也不及右边的强。

【原文】

dì yuē  hé yǐ rán

帝曰：何以然？

【译文】

黄帝问道：这是什么道理？

【原文】

qí bó yuē  dōng fāng yáng yě  yáng zhě qí jīng bìng yú shàng

岐伯曰：东方阳也，阳者其精并于上，

并于上则上盛而下虚，故使耳目聪明而手足不便也。西方阴也，阴者其精并于下，并于下则下盛而上虚，故其耳目不聪明而手足便也。故俱感于邪，其在上则右甚，在下则左甚，此天地阴阳所不能全也，故邪居之。故天有精，地有形，天有八纪①，地有五里，故能为万物之父母。清阳上天，浊阴归地，是故天地之动静，神明为之纲纪，故能以生长收藏，终而复始。惟贤人上配天以养头，下象地以养足，中傍②人事以养五脏。天气通于肺，地气通于嗌，风气通于肝，雷气通于心，谷气通于脾，雨气通于肾。六经为川，肠胃为海，九窍为水注之气，以天地为之阴阳，阳之汗，以天地之雨名之，阳之气，以天地之疾风名之。暴气象雷，逆气象阳，故治不法天之纪，不用地之理，则灾害至矣。故邪风之至，疾如风雨，故善治者治皮毛，其次治肌肤，其次治筋脉，其次治六腑，其次治五脏。治五脏者，半死半生也。故天之邪气，感则害人五脏，水谷之寒热，感则害于六腑，地之湿气，感则害皮肉筋脉。故善用针者，从阴引阳，从

阳引阴，以右治左，以左治右，以我知彼，
以表知里，以观过与不及之理，见微得过③，
用之不殆。善诊者察色按脉，先别阴阳。审
清浊，而知部分，视喘息，听音声，而知
所苦，观权衡规矩④，而知病所主，按尺寸，
观浮沉滑涩，而知病所生。以治无过，以
诊则不失矣。

**【注释】**

①八纪：春分、秋分、夏至、冬至、立春、立夏、立秋、立冬八个节气合称八纪。

②傍：即依靠，这里意思是效法、按照。

③见微得过：微，指病初发之征兆；过，指疾病所在。见微得过，就是能及早正确认识疾病的轻重程度的意思。

④权衡规矩：权，古代的秤砣，有下沉的意象；衡，古代的秤杆，有平衡的意象；规，圆润的器物，有圆润的意象；矩，为方形的器物，有平盛的意象。权衡规

矩又来借代四时的四种脉象。

## 【译文】

　　岐伯回答说：东方属阳，阳气精华聚合在上部，上部旺盛了，下部就必然虚弱。就会出现耳聪目明，手足却有不便利的情况。西方属阴，阴气精华聚合在下部，下部旺盛了，上部就必然虚弱。就会出现耳不聪目不明，而手足却灵活有力。所以同样是感受了外邪，如果在上部，那么身体右侧就较重，如果在下部，那么身体左侧就较重。这就是天地阴阳之气不能不有所偏胜，而在人身也有阴阳左右的不足，身体哪里虚弱了，邪气就会乘虚停滞在哪里。所以天有精气，地有形质；天有八节，地有五方。因此，能成为万物生长的根本。阳气轻清而升于天，阴气重浊而降于地，所以天地的运动和静止，是由神妙的变化来把握的，因而能使万物的生、长、收、藏，循环往复，永无休止。只有那些贤明之人，对上，顺应天气来养护头颅；对下，顺应地气来养护双脚；居中，则依傍人事，来养护五脏。天之气与肺相通，地之气与咽相通，风之气与肝相应，雷之气作用于心，五谷之气感应于脾，雨水之气滋润于肾。六经好像大河，肠胃好像大海，九窍好像河流。以天地的阴阳来比喻人身的阴阳，那么人的汗，就好像天地间的雨；人之气，就好像天地间的风；人的暴怒之气，就好像雷霆；人的逆气，就好像久晴不雨。所以养生如不符合天地之理，那就要患疾病了。所以邪风的到来，有如暴风骤雨。善治病的医生，在病邪刚侵入皮毛时，就给以治疗；医术较差的，在病邪侵入到肌肤时才治疗；更差的，在病邪侵入到筋脉时才治疗；再差的，在病邪侵入到六腑时才治疗；最差的，在病邪侵入到五脏时才治疗。假使病邪已经侵入到五脏，那么治愈的希望与死亡的可能性同样大。人们如果感受了天的邪气，就会使五脏受到伤害；假使感受了饮食的或寒或热，就会使六腑受到伤害；假使感受了地的湿气，就会使皮肉筋脉受到伤害。所以善于运用针法的人，观察经脉虚实，有时要从阴引阳，有时要从阳引阴；取右边以治左边的病，取左边以治右边的病，用自己的正常状态来比较病人的异常状态，从表面的症状去了解内在的病变，这是为了观察病的太过和不及的原因，如果真看清了哪些病轻微，哪些病严重，再给人治疗疾病，就不会失败了。善于治病的医生，看病人的色泽，按病人的脉搏，首先要辨明病属阴还是属阳。审察浮络的五色清浊，从而知道何经发病；看病人喘息的情况，并听其声音，从而知道病人的痛苦所在；看四时不同的脉象，因而知道疾病生于哪一脏腑；诊察尺肤的滑涩和寸口脉的浮沉，从而知道疾病所在的部位。这样，在治疗上，就可以没有过失。但追本求源，还是由于在诊断上没有错误。

**【原文】**

gù yuē    bìng zhī shǐ qǐ yě    kě cì ér yǐ    qí shèng

故曰：病之始起也，可刺而已，其盛，

kě dài shuāi ér yǐ    gù yīn qí qīng ér yáng zhī    yīn qí zhòng ér

可待衰而已。故因其轻而扬之，因其重而

jiǎn zhī    yīn qí shuāi ér zhāng zhī    xíng bù zú zhě    wēn zhī yǐ

减之，因其衰而彰之。形不足者，温之以

qì    jīng bù zú zhě    bǔ zhī yǐ wèi    qí gāo zhě    yīn ér yuè

气；精不足者，补之以味。其高者，因而越

zhī    qí xià zhě    yǐn ér jié zhī    zhōng mǎn zhě    xiè zhī yú

之；其下者，引而竭之；中满者，泻之于

nèi    qí yǒu xié zhě    zì xíng yǐ wéi hàn    qí zài pí zhě    hàn

内；其有邪者，渍形以为汗；其在皮者，汗

ér fā zhī　　qí lì hàn zhě　　àn ér shōu zhī　　qí shí zhě
而发之；其栗悍<sup>①</sup>者，按而收之；其实者，

sàn ér xiè zhī　　shěn qí yīn yáng　　yǐ bié róu gāng　　yáng bìng zhì
散而泻之。审其阴阳，以别柔刚，阳病治

yīn　　yīn bìng zhì yáng　　dìng qí xuè qì　　gè shǒu qí xiāng　　xuè shí
阴，阴病治阳，定其血气，各守其乡。血实

yí jué zhī　　qì xū yí chè yǐn　　zhī
宜决之，气虚宜掣引<sup>②</sup>之。

【注释】

①栗：病情重。

②掣：拽，拉。

【译文】

所以说：病在初起的时候，用刺法就可治愈，若在邪气盛时，就需要等邪气稍退再去治疗。病轻的时候，要加以宣泄；病重的时候，要加以攻泻；在它将愈的时候，则要巩固之，防其复发。形体羸弱的，应设法温暖其气；精气不足的，应补以有形的味。如病在膈上，可用吐法；病在下焦，可用疏导之法；病胸腹胀满的，可用泻下之法；冒风邪的，可用辛凉发汗法；邪在皮毛的，可用辛温发汗法；病情发展太重的，可用抑收法；病实证，可用散法或泻法。观察病的阴阳，来决定用剂的柔刚，病在阳的，也可治其阴；病在阴的，也可治其阳。辨明气分和血分，血实的就用泻血法，气虚的就用升补法。

# 素问·灵兰秘典论篇（五）

sù wèn líng lán mì diǎn lùn piān wǔ

【原文】

huáng dì wèn yuē　　yuàn wén shí èr zàng zhī xiāng shǐ　　guì jiàn
黄帝问曰：愿闻十二脏之相使、贵贱

hé rú
何如。

【译文】

黄帝问道：我想听你谈一下人体六脏六腑这十二个器官的职责分工、高低贵贱是怎样的。

【原文】

qí bó duì yuē　　xī hū zāi wèn yě　　qǐng suì yán zhī　　xīn
岐伯对曰：悉乎哉问也！请遂言之。心

zhě　　jūn zhǔ zhī guān yě　　shén míng chū yān　　fèi zhě　　xiàng fù zhī
者，君主之官也，神明出焉。肺者，相傅之

guān　　zhì jié chū yān　　gān zhě　　jiāng jūn zhī guān　　móu lǜ chū
官，治节出焉。肝者，将军之官，谋虑出

国学经典诵读丛书

焉。胆者，中正之官，决断出焉。膻中者，臣使之官，喜乐出焉。脾胃者，仓廪①之官，五味出焉。大肠者，传道之官，变化出焉。小肠者，受盛之官，化物出焉。肾者，作强之官，伎巧出焉。三焦者，决渎之官，水道出焉。膀胱者，州都②之官，津液藏焉，气化则能出矣。凡此十二官者，不得相失也。故主明则下安，以此养生则寿，殁世不殆，以为天下则大昌。主不明则十二官危，使道闭塞而不通，形乃大伤，以此养生则殃，以为天下者，其宗大危，戒之戒之。至道在微，变化无穷，孰知其原。
窘乎哉，消者瞿瞿③，孰知其要。闵闵之
当④，孰者为良。恍惚之数，生于毫厘，毫
厘之数，起于度量，千之万之，可以益大，
推之大之，其形乃制。

**【注释】**

①仓廪：储藏未去壳的谷物的地方称为仓，储藏已去壳的谷物的地方称为廪。

②州都：州指水中的陆地；都，指水所汇集之处。州都，即水陆汇集之处。

③消者瞿瞿：消者，消通"肖"，指有智慧的人；瞿瞿，勤奋的样子。

④闵闵之当：闵闵，深远的意思；当，事理妥当、合适的意思。闵闵之当，就是指道理深奥的意思。

**【译文】**

岐伯回答说：你问得真详细呀！请让我谈谈这个问题。心，主宰全身，是君主之官，人的精神意识思维活动都由此而出。肺，是相傅之官，犹如相傅辅佐着君主，因主一身之气而调节全身的活动。肝，主怒，像将军一样的勇武，称为将军之官，谋略由此而出。膻中，围护着心而接受其命令，是臣使之官，心志的喜乐，靠它传达出来。脾和胃主司饮食的受纳和布化，是仓廪之官，五味的营养靠它们的作用而得以消化、吸收和运输。大肠是传导之官，它能传送食物的糟粕，使其变化为粪便排出体外。小肠是受盛之官，它承受胃中下行的食物而进一步分化清浊。肾，是作强之官，它能够使人发挥强力而产生各种技巧。三焦，是决渎之官，它能够通行水道。膀胱是州都之官，蓄藏津液，通过气化作用，方能排出尿液。以上这十二官，虽有分工，但其作用应该协调而不能相互脱节。所以君主如果明智顺达，则下属也会安定正常，用这样的道理来养生，就可以使人长寿，终生不会发生重病，用来治理天下，就会使国家昌盛繁荣。君主如果不能明智顺达，那么，包括其本身在内的十二官就都要发生危险，各器官发挥正常作用的途径闭塞不通，形体就要受到严重伤害。在这种情况下，谈养生续命是不可能的，只会招致灾殃，缩短寿命。同样，以君主之昏聩不明来治理天下，那政权就危险难保了，千万要警惕再警惕呀！至深的道理是微妙难测的，其变化也没有穷尽，谁能清楚地知道它的本源，实在是困难得很呀！有学问的人勤勤恳恳地探讨研究，可是谁能知道它的奥妙之处！那些道理暗昧难明，就像被遮蔽着，怎能了解到它的精华是什么！那似有若无的数量，产生于毫厘的微小数目，而毫厘也是起于更小的度量，只不过把它们千万倍地积累扩大，推衍增益，才演变成了形形色色的世界。

**【原文】**

<small>huáng dì yuē　shàn zāi　　yú wén jīng guāng zhī dào　　dà shèng</small>

# 黄帝曰：善哉，余闻精光之道，大圣

<small>zhī yè　　ér xuān míng dà dào　　fēi zhāi jiè zé jí rì bù gǎn</small>

# 之业，而宣明大道，非斋戒择吉日不敢

<small>shòu yě</small>

# 受也。

huáng dì nǎi zé jí rì liáng zhào ér cáng líng lán zhī shì
# 黄帝乃择吉日良兆，而藏灵兰之室，

yǐ chuán bǎo yān
# 以传保焉。

**【译文】**

黄帝说：好啊！我听到了精纯明彻的道理，这真是大圣人建立事业的基础，对于这宣畅明白的宏大理论，如果不斋戒而选择吉祥的日子，实在不敢接受它。

于是，黄帝就选择有良好预兆的吉日，把这些著作珍藏在灵台兰室，很快地保存起来，以便流传后世。

# 素问·五脏别论篇（六）

sù wèn　　wǔ zàng bié lùn piān　　liù

**【原文】**

huáng dì wèn yuē　　yú wén fāng shì　　huò yǐ nǎo suǐ wéi zàng
黄帝问曰：余闻方士<sup>①</sup>，或以脑髓为脏，

huò yǐ cháng wèi wéi zàng　　huò yǐ wéi fǔ　　gǎn wèn gèng xiāng fǎn
或以肠胃为脏，或以为腑。敢问更相反，

jiē zì wèi shì　　bù zhī qí dào　　yuàn wén qí shuō
皆自谓是，不知其道，愿闻其说。

**【注释】**

①方士：古代懂得方术的人，这里指医生。

**【译文】**

黄帝问道：我听说方士之中，有人以脑髓为脏，有人以肠胃为脏，也有的把这些都称为腑，如果向他们提出相反的意见，却又都坚持自己的看法，不知哪种理论是对的，希望你谈一谈这个问题。

**【原文】**

qí bó duì yuē　　nǎo　　suǐ　　gǔ　　mài　　dǎn　　nǚ zǐ
岐伯对曰：脑、髓、骨、脉、胆、女子

胞，此六者，地气之所生也。皆藏于阴而象于地，故藏而不泻，名曰奇恒之府①。夫胃、大肠、小肠、三焦、膀胱，此五者，天气之所生也，其气象天，故泻而不藏。此受五脏浊气，名曰传化之府，此不能久留，输泻者也。魄门②亦为五脏使，水谷不得久藏。所谓五脏者，藏精气而不泻也，故满而不能实。六腑者，传化物而不藏，故实而不能满也。所以然者，水谷入口则胃实而肠虚，食下则肠实而胃虚。故曰实而不满，满而不实也。

**【注释】**

①奇恒之府：奇，即不同的意思；恒，即平常的意思。奇恒之府，即异于平常之脏腑。

②魄门：魄通"粕"；魄门，指肛门。

**【译文】**

岐伯回答说：脑、髓、骨、脉、胆、女子胞，这六者是秉承地气而生的，都能贮藏阴质，就像大地包藏万物一样，所以它们的作用是藏而不泻，叫作奇恒之腑。胃、大肠、小肠、三焦、膀胱，这五者是秉承天气所生的，它们的作用，像天一样地储运周转，所以是泻而不藏的，它们受纳五脏的浊气，所以称为传化之腑。这是因为浊气不能久停其间，而必须及时转输和排泄的缘故。此外，肛门也为五脏疏泻浊气，这样，水谷的糟粕就不会久留于体内了。所谓五脏，它的功能是贮藏精气而不向外发泻，所以它是经常地保持精气饱满，而不是一时地得到充实。六腑，它的功能是将水谷加以传化，而不是加以贮藏，所以它有时显得充实，但却不能永远保持盛满。所以出现这种情况，是因为水谷入口下行，胃充实了，但肠中还是空虚的，食物再下行，肠充实了，而胃中就空虚了，这样依次传递。所以说六腑是一时的充实，而不是持续的盛满，五脏则是持续盛满而不是一时的充实。

**【原文】**

dì yuē　　　qì kǒu　hé yǐ dú wéi wǔ zàng zhī zhǔ
# 帝曰：气口①何以独为五脏之主？

qí bó yuē　　wèi zhě shuǐ gǔ zhī hǎi　liù fǔ zhī dà yuán
# 岐伯曰：胃者水谷之海，六腑之大源

yě wǔ wèi rù kǒu cáng yú wèi yǐ yǎng wǔ zàng qì qì kǒu yì

也。五味入口，藏于胃以养五脏气，气口亦

tài yīn yě shì yǐ wǔ zàng liù fǔ zhī qì wèi jiē chū yú wèi

太阴也，是以五脏六腑之气味，皆出于胃，

biàn xiàn yú qì kǒu gù wǔ qì rù bí cáng yú xīn fèi xīn fèi

变见于气口。故五气入鼻，藏于心肺，心肺

yǒu bìng ér bí wèi zhī bú lì yě

有病，而鼻为之不利也。

**【注释】**

①气口：指手腕横纹外侧桡（ráo）动脉搏动处，是诊脉的常用部。

**【注释】**

黄帝问道：为什么气口脉可以单独反映五脏的病变呢？

岐伯说：胃是水谷之海，为六腑的泉源，饮食五味入口，留在胃中，经足太阴脾的运化输转，而能充养五脏之气。脾为太阴经，主输布津液，气口为手太阴肺经所过之处，也属太阴经脉，主朝百脉，所以五脏六腑的水谷精微，都出自胃，反映于气口。而五气入鼻，藏留于心肺，所以心肺有了病变，则鼻为之不利。

**【原文】**

fán zhì bìng bì chá qí xià shì qí mài guān qí zhì yì

凡治病必察其下，适其脉，观其志意，

yǔ qí bìng yě jū yú guǐ shén zhě bù kě yǔ yán zhì dé

与其病也。拘于鬼神者，不可与言至德①；

wù yú zhēn shí zhě　　bù kě yǔ yán zhì qiǎo　　bìng bù xǔ zhì zhě
# 恶于针石者，不可与言至巧。病不许治者，
bìng bì bú zhì　　zhì zhī wú gōng yǐ
# 病必不治，治之无功矣。

**【注释】**

①至德：至，至高无上；德，指医疗理论。

**【译文】**

凡治病必观察其上下的变化，审视其脉候的虚实，察看其情志精神的状态以及病情的表现。对那些拘守鬼神迷信观念的人，是不能与其谈论至深的医学理论的，对那些讨厌针石治疗的人，也不可能和他们讲什么医疗技巧。对于有病不许治疗的人，他的病是治不好的，勉强治疗也收不到应有的功效。

# 素问·血气形志篇（七）

**【原文】**

夫人之常数①，太阳常多血少气，少阳常少血多气，阳明常多气多血，少阴常少血多气，厥阴常多血少气，太阴常多气少血。此天之常数。足太阳与少阴为表里，少阳与厥阴为表里，阳明与太阴为表里，是为足阴阳也。手太阳与少阴为表里，少阳与心主为表里，阳明与太阴为表里，是为手之阴阳也。今知手足阴阳所苦，凡治病必先去

qí xuè　nǎi qù qí suǒ kǔ　　 sì　zhī suǒ yù　　rán hòu xiè yǒu

其血，乃去其所苦②，伺③之所欲，然后泄有

yú　　bǔ bù zú

余，补不足。

【注释】

①常数：指定数的意思。

②苦：病苦，即疾病。

③伺：这里是诊察的意思。

【译文】

人身各经气血多少，是有一定常数的。如太阳经常多血少气，少阳经常少血多气，阳明经常多气多血，少阴经常少血多气，厥阴经常多血少气，太阴经常多气少血，这是先天禀赋之常数。足太阳膀胱经与足少阴肾经为表里，足少阳胆经与足厥阴肝经为表里，足阳明胃经与足太阴脾经为表里。这是足三阳经和足三阴经之间的表里配合关系。手太阳小肠经和手少阴心经为表里，手少阳三焦经与手厥阴心包经为表里，手阳明大肠经与手太阴肺经为表里，这是手三阳经和手三阴经之间的表里配合关系。现已知道，疾病发生在手足阴阳十二经脉的那一经，其治疗方法，血脉壅盛的，必须先刺出其血，以减轻其病苦；再诊察其所欲，根据病情的虚实，然后泄其有余之实邪，补其不足之虚。

【原文】

yù zhī bèi shù　 xiān dù qí liǎng rǔ jiān　 zhōng zhé zhī

欲知背俞，先度其两乳间，中折之，

gèng yǐ tā cǎo dù qù bàn yǐ    jí yǐ liǎng yú xiāng zhǔ yě    nǎi jǔ
更以他草度去半已，即以两隅相拄也，乃举

yǐ dù qí bèi    lìng qí yì yú jū shàng    qí jǐ dà zhù    liǎng
以度其背，令其一隅居上，齐脊大柱，两

yú zài xià    dāng qí xià yú zhě    fèi zhī shù yě    fù xià yí
隅在下，当其下隅者，肺之俞也。复下一

dù    xīn zhī shù yě    fù xià yí dù    zuǒ jiǎo gān zhī shù yě
度，心之俞也。复下一度，左角肝之俞也，

yòu jiǎo pí zhī shù yě    fù xià yí dù    shèn zhī shù yě    shì wéi
右角脾之俞也。复下一度，肾之俞也，是为

wǔ zàng zhī shù    jiǔ cì zhī dù yě
五脏之俞，灸刺之度也。

**【译文】**

　　要想知道背部五脏腧穴的位置，先用草一根，度量两乳之间的距离。再从正中对折，另以一草与前草同样长度，折掉一半之后，支撑第一根草的两头，就成了一个三角形，然后用它量病人的背部，使其一个角朝上，和脊背部大椎穴相平，另外两个角在下，其下边左右两个角所指的部位，就是肺腧穴所在。再把上角移下一度，放在两肺腧连线的中点，则其下左右两角的位置是心腧的部位。再移下一度，左角是肝腧，右角是脾腧。再移下一度，左右两角是肾腧。这就是五脏腧穴的部位，为刺灸取穴的法度。

【原文】

xíng lè zhì kǔ　　bìng shēng yú mài　　zhì zhī yǐ jiǔ cì

形乐志苦①，病生于脉，治之以灸刺。

xíng lè zhì lè　　bìng shēng yú ròu　　zhì zhī yǐ zhēn shí　　xíng kǔ

形乐志乐，病生于肉，治之以针石。形苦

zhì lè　　bìng shēng yú jīn　　zhì zhī yǐ yù yǐn　　xíng kǔ zhì kǔ

志乐，病生于筋，治之以熨引②。形苦志苦，

bìng shēng yú yān yì　　zhì zhī yǐ bǎi yào　　xíng shuò jīng kǒng　　jīng

病生于咽嗌，治之以百药③。形数惊恐，经

luò bù tōng　　bìng shēng yú bù rén　　zhì zhī yǐ àn mó láo yào

络不通，病生于不仁，治之以按摩醪药。

shì wèi wǔ xíng zhì yě

是谓五形志也。

【注释】

①形乐志苦：形，指形体；乐，这里指身体安逸；志，指精神；苦，这里指精神苦闷。形乐志苦，指形体安逸而情志郁苦的人。

②熨引：古代治病的一种方法，主要是温熨法。

③百药：指各种药物。

【译文】

形体安逸但精神苦闷的人，病多发生在经脉，治疗时宜用针灸。形体安逸而精神也愉快的人，病多发生在肌肉，治疗时宜用针刺或砭石。形体劳苦但精神很愉快的人，病多发生在筋，治疗时宜用热熨或导引法。形体劳苦，而精神又很苦恼的人，

65

病多发生在咽喉部，治疗时宜用药物。屡受惊恐的人，经络因气机紊乱而不通畅，病多为肢体麻痹，没有感觉，治疗时宜用按摩和药酒。以上是形体和精神方面发生的五种类型的疾病。

【原文】

cì yáng míng chū xuè qì     cì tài yáng chū xuè wù qì     cì shǎo

刺阳明出血气，刺太阳出血恶气，刺少

yáng chū qì wù xuè     cì tài yīn chū qì wù xuè     cì shǎo yīn chū qì

阳出气恶血，刺太阴出气恶血，刺少阴出气

wù xuè     cì jué yīn chū xuè wù qì yě

恶血，刺厥阴出血恶气也。

【译文】

刺阳明经，可以出血出气；刺太阳经，可以出血，而不宜伤气；刺少阳经，只宜出气，不宜出血；刺太阳经，只宜出气，不宜出血；刺少阴经，只宜出气，不宜出血；刺厥阴经，只宜出血，不宜伤气。

# 素问·热论篇（八）

【原文】

黄帝问曰：今夫热病者，皆伤寒①之类也，或愈或死，其死皆以六七日之间，其愈皆以十日以上者，何也？不知其解，愿闻其故。

岐伯对曰：巨阳者，诸阳之属也。其脉连于风府，故为诸阳主气也。人之伤于寒也，则为病热，热虽甚不死，其两感②于寒而病者，必不免于死。

**【注释】**

①伤寒：外感性热病的总称，有广义和狭义两种。广义的伤寒，是由于感受四时邪气引起的外感性热病；狭义的伤寒是指由于感受邪气引起的外感性热病。

②两感：指表里两经同时感受邪气发病，如太阳和少阴两经同时感邪。

**【译文】**

黄帝问道：现在所说的外感发热的疾病，都属于伤寒一类，其中有的痊愈，有的死亡，死亡的往往在六七日之间，痊愈的都在十日以上，这是什么道理呢？我不知是何缘故，想听听其中的道理。

岐伯回答说：太阳经为六经之长，统摄阳分，故诸阳都隶属于太阳。太阳的经脉连于风府，与督脉、阳维相会，循行于巅背之表，所以太阳为诸阳主气，主一身之表。人感受寒邪以后，就要发热，发热虽重，一般不会死亡；如果阴阳二经表里同时感受寒邪而发病，就难免于死亡了。

**【原文】**

dì yuē　　yuàn wén qí zhuàng
帝曰：愿闻其状。

qí bó yuē　　shāng hán yí rì　　jù yáng shòu zhī　　gù tóu
岐伯曰：伤寒一日，巨阳受之，故头

xiàng tòng　　yāo jǐ qiáng　　èr rì　　yáng míng shòu zhī　　yáng míng zhǔ
项痛，腰脊强。二日，阳明受之。阳明主

ròu　　qí mài xié bí luò yú mù　　gù shēn rè mù tòng ér bí gān
肉，其脉挟鼻络于目，故身热目痛而鼻干，

不得卧①也。三日，少阳受之，少阳主胆，其脉循胁络于耳，故胸胁痛而耳聋。三阳经络，皆受其病，而未入于脏②者，故可汗而已。四日，太阴受之，太阴脉布胃中，络于嗌，故腹满而嗌干。五日，少阴受之，少阴脉贯肾，络于肺，系舌本，故口燥舌干而渴。六日，厥阴受之。厥阴脉循阴器而络于肝，故烦满而囊缩③。三阴三阳，五脏六腑皆受病，荣卫不行，五脏不通，则死矣。其不两感于寒者，七日，巨阳病衰，头痛少愈；八日，阳明病衰，身热少愈；九日，少

阳病衰，耳聋微闻；十日，太阴病衰，腹减
如故，则思饮食，十一日，少阴病衰，渴止
不满，舌干已而嚏，十二日，厥阴病衰，囊
纵，少腹微下，大气皆去，病日已矣。

**【注释】**

①不得卧：阳明受邪，经气壅滞，影响到腑，使胃不安和，所以不得卧。

②未入于脏：人体的经脉，阳经属腑，阴经连于脏。未入于脏，说明邪气还在肌表，未及于三阴。

③烦满而囊缩：指烦闷、阴囊抽缩。足厥阴经经脉环绕阴器、络于肝，所以厥阴受病就会感到烦满而囊缩。

**【译文】**

黄帝说：我想知道伤寒的症状。

岐伯说：伤寒病一日，为太阳经感受寒邪，足太阳经脉从头下项、侠脊抵腰中，所以头项痛，腰脊强直不舒。二日，阳明经受病，阳明主肌肉，足阳明经脉挟鼻络于目，下行入腹，所以身热目痛而鼻干，不能安卧。三日，少阳经受病，少阳主骨，足少阳经脉，循胁肋而上络于耳，所以胸胁痛而耳聋。若三阳经络皆受病，尚未入里入阴的，都可以发汗而愈。四日，太阴经受病，足太阴经脉散布于胃中，上络于咽，所以腹中胀满而咽干。五日，少阴经受病，足少阴经脉贯肾，络肺，上系舌本，所以口燥舌干而渴。六日，厥阴经受病，足厥阴经脉环阴器而络于肝，所以烦闷而阴囊收缩。如果三阴三阳经脉和五脏六腑均受病，以致营卫不能运行，五脏之气不通，人就要死亡了。如果病不是阴阳表里两感于寒邪的，则第七日，太阳病衰，头痛稍愈；八日，阳明病衰，身热稍退；九日，少阳病衰，耳聋的将逐渐能听到声音；十日，太阴病衰，腹满已消，恢复正常，而欲饮食；十一日，少阴病衰，口不渴，不胀满，舌不干，能打喷嚏；十二日，厥阴病衰，阴囊松弛，渐从少腹下垂。至此，大邪之气已去，病也逐渐痊愈。

**【原文】**

dì yuē　　zhì zhī nài hé
帝曰：治之奈何？

qí bó yuē　　zhì zhī gè tōng qí zàng mài　　bìng rì shuāi yǐ
岐伯曰：治之各通其脏脉，病日衰已

yǐ　 qí wèi mǎn sān rì zhě　　kě hàn ér yǐ　　qí mǎn sān rì
矣。其未满三日者，可汗而已；其满三日

zhě　　kě xiè ér yǐ
者，可泄而已。

**【译文】**

　　黄帝说：怎么治疗呢？
　　岐伯说：治疗时，应根据病在何脏何经，分别予以施治，病将日渐衰退而愈。对这类病的治疗原则，一般病未满三日，而邪犹在表的，可发汗而愈；病已满三日，邪已入里的，可以泄下而愈。

dì yuē　　　rè bìng kě yù　　shí yǒu suǒ yí zhě　　hé yě
帝曰：热病可愈，时有所遗者，何也？

qí bó yuē　　zhū yí zhě　　rè shèn ér qiǎng shí zhī　　gù yǒu
岐伯曰：诸遗者，热甚而强食之，故有

suǒ yí yě　　ruò cǐ zhě　　jiē bìng yǐ shuāi ér rè yǒu suǒ cáng　　yīn
所遗也。若此者，皆病已衰而热有所藏，因

qí gǔ qì xiāng bó　　liǎng rè xiāng hé　　gù yǒu suǒ yí yě
其谷气相薄，两热相合，故有所遗也。

dì yuē　　shàn　　zhì yí nài hé
帝曰：善。治遗奈何？

qí bó yuē　　shì qí xū shí　　tiáo qí nì cóng　　kě shǐ bì
岐伯曰：视其虚实，调其逆从，可使必

yǐ yǐ
已矣。

【译文】

　　黄帝说：热病已经痊愈，常有余邪不尽，是什么原因呢？

　　岐伯说：凡是余邪不尽的，都是因为在发热较重的时候强进饮食，所以有余热遗留。像这样的病，都是病势虽然已经衰退，但尚有余热蕴藏于内，如勉强病人进食，则必因饮食不化而生热，与残存的余热相靠近，则两热相合，又重新发热，所以有余热不尽的情况出现。

　　黄帝说：好，那么怎么治余热不尽呢？

岐伯说：应诊察病的虚实，或补或泄，予以适当的治疗，可使其病痊愈。

【原文】

dì yuē    bìng rè dāng hé zhì zhī
帝曰：病热当何治之？

qí bó yuē    bìng rè shǎo yù    shí ròu zé fù    duō shí zé
岐伯曰：病热少愈，食肉则复，多食则

yí    cǐ qí jìn yě
遗①，此其禁也。

【注释】

①食肉则复，多食则遗：复，病愈而复发的意思。热病之后，脾胃气虚，运化无力，吃肉则不能消化，多吃则消化不完，食物与热相给合，容易复发。

【译文】

黄帝说：发热的病人在护理上有什么禁忌呢？

岐伯说：当病人热势稍衰的时候，吃了肉食，病即复发；如果饮食过多，则出现余热不尽，这都是热病所应当禁忌的。

【原文】

dì yuē    qí bìng liǎng gǎn yú hán zhě    qí mài yìng yǔ qí bìng
帝曰：其病两感于寒者，其脉应与其病

xíng hé rú
形何如？

岐伯曰：两感于寒者，病一日则巨阳与少阴俱病，则头痛口干而烦满；二日，则阳明与太阴俱病，则腹满身热，不欲食、谵言，三日，则少阳与厥阴俱病，则耳聋囊缩而厥。水浆不入，不知人，六日死。

**【译文】**

黄帝说：表里同伤于寒邪的两感症，其脉和症状是怎样的呢？

岐伯说：阴阳两经表里同时感受寒邪的两感症，第一日为太阳与少阴两经同时受病，其症状既有太阳的头痛，又有少阴的口干和烦闷；二日，为阳明与太阴两经同时受病，其症状既有阳明的身热谵言妄语，又有太阳的腹满不欲食；三日，为少阳与厥阴两经同时受病，其症状既有少阳之耳聋，又有厥阴的阴囊收缩和四肢发冷。如果病势发展至水浆不入，神昏不知人事的程度，到第六天便死亡了。

**【原文】**

帝曰：五脏已伤，六腑不通，荣卫不

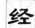

xíng　　 rú shì zhī hòu　　 sān rì nǎi sǐ　　 hé yě
行，如是之后，三日乃死，何也？

　　 qí bó yuē　　 yáng míng zhě　　 shí èr jīng mài zhī zhǎng yě
　　岐伯曰：阳明者，十二经脉之长也，

qí xuè qì shèng　　 gù bù zhī rén　　 sān rì　　 qí qì nǎi jìn
其血气盛，故不知人，三日，其气乃尽，

gù sǐ yǐ　　 fán bìng shāng hán ér chéng wēn zhě　　 xiān xià zhì rì zhě
故死矣。凡病伤寒而成温者，先夏至日者，

wéi bìng wēn　　 hòu xià zhì rì zhě　　 wéi bìng shǔ　　 shǔ dāng yǔ hàn jiē
为病温，后夏至日者，为病暑。暑当与汗皆

chū　　 wù zhǐ
出，勿止①。

**【注释】**

　　①暑当与汗皆出，勿止：因为出汗，暑邪就能随汗出而解，如果此时止汗只能让暑邪郁于体内，所以不应当止汗。

**【译文】**

　　黄帝说：病已发展至五脏已伤，六腑不通，营卫不行，像这样的病，要三天以后死亡，是什么道理呢？

　　岐伯说：阳明为十二经之长，此经脉的气血最盛，所以病人容易神志昏迷。三天以后，阳明的气血已经竭尽，所以就要死亡。大凡伤于寒邪而成为温热病的，病发于夏至日以前的就称之为温病，病发于夏至日以后的就称之为暑病。暑病汗出，可使暑热从汗散泄，所以暑病汗出，不要制止。

# 素问·咳论篇（九）

【原文】

huáng dì wèn yuē　　fèi zhī lìng rén ké　　hé yě
黄帝问曰：肺之令人咳，何也？

qí bó duì yuē　　wǔ zàng liù fǔ jiē lìng rén ké　　fēi dú
岐伯对曰：五脏六腑皆令人咳，非独

fèi yě
肺也。

dì yuē　　yuàn wén qí zhuàng
帝曰：愿闻其状。

qí bó yuē　　pí máo zhě　　fèi zhī hé yě　　pí máo xiān shòu
岐伯曰：皮毛者，肺之合也。皮毛先受

xié qì　　xié qì yǐ cóng qí hé yě　　qí hán yǐn shí rù wèi　　cóng
邪气，邪气以从其合也。其寒饮食入胃，从

fèi mài shàng zhì yú fèi　　zé fèi hán　　fèi hán zé wài nèi hé xié
肺脉上至于肺，则肺寒，肺寒则外内合邪，

yīn ér kè zhī　　zé wéi fèi ké　　wǔ zàng gè yǐ qí shí shòu bìng
因而客之，则为肺咳。五脏各以其时受病，

fēi qí shí gè chuán yǐ yǔ zhī　rén yǔ tiān dì xiāng cān　gù wǔ
非其时各传以与之。人与天地相参，故五
zàng gè yǐ zhì shí　gǎn yú hán zé shòu bìng　wēi zé wéi ké
脏各以治时①，感于寒则受病，微则为咳，
shèn zhě wéi xiè wéi tòng　chéng qiū zé fèi xiān shòu xié　chéng chūn zé
甚者为泄为痛。乘秋则肺先受邪，乘春则
gān xiān shòu zhī　chéng xià zé xīn xiān shòu zhī　chéng zhì yīn zé pí
肝先受之，乘夏则心先受之，乘至阴则脾
xiān shòu zhī　chéngdōng zé shèn xiān shòu zhī
先受之，乘冬则肾先受之。

【注释】

①治时：五脏分别主旺的时令。肝主春，心主夏，脾主长夏，肺主秋，肾主冬。

【译文】

黄帝问道：肺脏有病，都能使人咳嗽，这是什么道理？

岐伯回答说：五脏六腑有病，都能使人咳嗽，不单是肺病如此。

黄帝说：请告诉我各种咳嗽的症状。

岐伯说：皮毛与肺是相配合的，皮毛先感受了外邪，邪气就会影响到肺脏。再由于吃了寒冷的饮食，寒气在胃循着肺脉上行于肺，引起肺寒，这样就使内外寒邪相合，停留于肺脏，从而成为肺咳。这是肺咳的情况。至于五脏六腑之咳，是五脏各在其所主的时令受病，并非肺在主时受病，而是各脏之病传给肺的。人和自然界是相应的，故五脏在其所主的时令受了寒邪，便能得病，轻微的，则发生咳嗽，严重的，寒气入里就成为腹泻、腹痛。所以当秋天的时候，肺先受邪；当春天的时候，

77

肝先受邪；当夏天的时候，心先受邪；当长夏太阴主时，脾先受邪；当冬天的时候，肾先受邪。

【原文】

dì yuē　hé yǐ yì zhī
帝曰：何以异之？

qí bó yuē　　fèi ké zhī zhuàng　　ké ér chuǎn xī yǒu yīn
岐伯曰：肺咳之状，咳而喘息有音，

shèn zé tuò xuè　　xīn ké zhī zhuàng　　ké zé xīn tòng　　hóu zhōng jiè
甚则唾血。心咳之状，咳则心痛，喉中介

jiè rú gěngzhuàng　　shèn zé yān zhǒng　　hóu bì　　gān ké zhī zhuàng
介如梗状①，甚则咽肿、喉痹。肝咳之状，

ké zé liǎng xié xià tòng　　shèn zé bù kě yǐ zhuǎn　　zhuǎn zé liǎng qū
咳则两胁下痛，甚则不可以转，转则两胠②

xià mǎn　　pí ké zhī zhuàng　　ké zé yòu xié xià tòng　　yīn yīn yǐn
下满。脾咳之状，咳则右胁下痛，阴阴引

jiān bēi　　shèn zé bù kě yǐ dòng　　dòng zé ké jù　　shèn ké zhī
肩背，甚则不可以动，动则咳剧。肾咳之

zhuàng　　ké zé yāo bēi xiāng yǐn ér tòng　　shèn zé ké xián
状，咳则腰背相引而痛，甚则咳涎。

【注释】

①介介如梗状：形容咽部如有东西阻塞。

②两胠：指左右腋下胁肋部。

【译文】

黄帝道：这些咳嗽怎样鉴别呢？

岐伯说：肺咳的症状，咳而气喘，呼吸有声，甚至唾血。心咳的症状，咳则心痛，喉中好像有东西梗塞一样，甚至咽喉肿痛闭塞。肝咳的症状，咳则两侧胁肋下疼痛，甚至痛得不能转侧，转侧则两胁下胀满。脾咳的症状，咳则右胁下疼痛，并隐隐然疼痛牵引肩背，甚至不可以动，一动就会使咳嗽加剧。肾咳的症状，咳则腰背互相牵引作痛，甚至咳吐痰涎。

【原文】

dì yuē　liù fǔ zhī ké nài hé　ān suǒ shòu bìng
帝曰：六腑之咳奈何？安所受病？

qí bó yuē　wǔ zàng zhī jiǔ ké　nǎi yí yú liù fǔ　pí
岐伯曰：五脏之久咳，乃移于六腑。脾

ké bù yǐ　zé wèi shòu zhī　wèi ké zhī zhuàng　ké ér ǒu
咳不已，则胃受之。胃咳之状，咳而呕，

ǒu shèn zé cháng chóng chū　gān ké bù yǐ　zé dǎn shòu zhī　dǎn
呕甚则长虫出。肝咳不已，则胆受之，胆

ké zhī zhuàng　ké ǒu dǎn zhī　fèi ké bù yǐ　zé dà cháng shòu
咳之状，咳呕胆汁。肺咳不已，则大肠受

79

之，大肠咳状，咳而遗失。心咳不已，则小肠受之，小肠咳状，咳而失气，气与咳俱失。肾咳不已，则膀胱受之，膀胱咳状，咳而遗溺。久咳不已，则三焦受之，三焦咳状，咳而腹满，不欲食饮。此皆聚于胃关于肺[1]，使人多涕唾而面浮肿气逆也。

**【注释】**

①此皆聚于胃关于肺：无论是哪一脏腑的疾病所致，其寒邪都聚积于胃，联属于肺。说明虽然五脏六腑皆令人咳，但与肺胃两者关系最为密切。

**【译文】**

黄帝道：六腑咳嗽的症状如何？是怎样受病的？

岐伯说：五脏咳嗽日久不愈，就要转移于六腑。例如脾咳不愈，则胃就受病；胃咳的症状，咳而呕吐，甚至呕出蛔虫。肝咳不愈，则胆就受病，胆咳的症状是咳而呕吐胆汁。肺咳不愈，则大肠受病，大肠咳的症状，咳而大便失禁。心咳不愈，则小肠受病，小肠咳的症状是咳而放屁，而且往往是咳嗽与放屁同时出现。肾咳不愈，则膀胱受病，膀胱咳的症状，咳而遗尿。以上各种咳嗽，如经久不愈，则使三焦受病，三焦咳的症状，咳而腹满，不想饮食。凡此咳嗽，不论由于哪一脏腑的疾病，其邪必聚于胃，并循着肺的经脉而影响及肺，才能使人多痰涕，面部浮肿，咳嗽气逆。

# <ruby>素<rt>sù</rt></ruby><ruby>问<rt>wèn</rt></ruby>·<ruby>举<rt>jǔ</rt></ruby><ruby>痛<rt>tòng</rt></ruby><ruby>论<rt>lùn</rt></ruby>（<ruby>十<rt>shí</rt></ruby>）

【原文】

<ruby>黄<rt>huáng</rt></ruby><ruby>帝<rt>dì</rt></ruby><ruby>问<rt>wèn</rt></ruby><ruby>曰<rt>yuē</rt></ruby>：<ruby>余<rt>yú</rt></ruby><ruby>闻<rt>wén</rt></ruby><ruby>善<rt>shàn</rt></ruby><ruby>言<rt>yán</rt></ruby><ruby>天<rt>tiān</rt></ruby><ruby>者<rt>zhě</rt></ruby>，<ruby>必<rt>bì</rt></ruby><ruby>有<rt>yǒu</rt></ruby><ruby>验<rt>yàn</rt></ruby>①<ruby>于<rt>yú</rt></ruby><ruby>人<rt>rén</rt></ruby>；<ruby>善<rt>shàn</rt></ruby><ruby>言<rt>yán</rt></ruby><ruby>古<rt>gǔ</rt></ruby><ruby>者<rt>zhě</rt></ruby>，<ruby>必<rt>bì</rt></ruby><ruby>有<rt>yǒu</rt></ruby><ruby>合<rt>hé</rt></ruby><ruby>于<rt>yú</rt></ruby><ruby>今<rt>jīn</rt></ruby>；<ruby>善<rt>shàn</rt></ruby><ruby>言<rt>yán</rt></ruby><ruby>人<rt>rén</rt></ruby><ruby>者<rt>zhě</rt></ruby>，<ruby>必<rt>bì</rt></ruby><ruby>有<rt>yǒu</rt></ruby><ruby>厌<rt>yàn</rt></ruby><ruby>于<rt>yú</rt></ruby><ruby>己<rt>jǐ</rt></ruby>。<ruby>如<rt>rú</rt></ruby><ruby>此<rt>cǐ</rt></ruby>，<ruby>则<rt>zé</rt></ruby><ruby>道<rt>dào</rt></ruby><ruby>不<rt>bú</rt></ruby><ruby>惑<rt>huò</rt></ruby><ruby>而<rt>ér</rt></ruby><ruby>要<rt>yào</rt></ruby><ruby>数<rt>shù</rt></ruby><ruby>极<rt>jí</rt></ruby>②，<ruby>所<rt>suǒ</rt></ruby><ruby>谓<rt>wèi</rt></ruby><ruby>明<rt>míng</rt></ruby><ruby>也<rt>yě</rt></ruby>。<ruby>今<rt>jīn</rt></ruby><ruby>余<rt>yú</rt></ruby><ruby>问<rt>wèn</rt></ruby><ruby>于<rt>yú</rt></ruby><ruby>夫<rt>fū</rt></ruby><ruby>子<rt>zǐ</rt></ruby>，<ruby>令<rt>lìng</rt></ruby><ruby>言<rt>yán</rt></ruby><ruby>而<rt>ér</rt></ruby><ruby>可<rt>kě</rt></ruby><ruby>知<rt>zhī</rt></ruby>，<ruby>视<rt>shì</rt></ruby><ruby>而<rt>ér</rt></ruby><ruby>可<rt>kě</rt></ruby><ruby>见<rt>jiàn</rt></ruby>，<ruby>扪<rt>mén</rt></ruby><ruby>而<rt>ér</rt></ruby><ruby>可<rt>kě</rt></ruby><ruby>得<rt>dé</rt></ruby>，<ruby>令<rt>lìng</rt></ruby><ruby>验<rt>yàn</rt></ruby><ruby>于<rt>yú</rt></ruby><ruby>己<rt>jǐ</rt></ruby><ruby>而<rt>ér</rt></ruby><ruby>发<rt>fā</rt></ruby><ruby>蒙<rt>méng</rt></ruby><ruby>解<rt>jiě</rt></ruby><ruby>惑<rt>huò</rt></ruby>，<ruby>可<rt>kě</rt></ruby><ruby>得<rt>dé</rt></ruby><ruby>而<rt>ér</rt></ruby><ruby>闻<rt>wén</rt></ruby><ruby>乎<rt>hū</rt></ruby>？

<ruby>岐<rt>qí</rt></ruby><ruby>伯<rt>bó</rt></ruby><ruby>再<rt>zài</rt></ruby><ruby>拜<rt>bài</rt></ruby><ruby>稽<rt>qǐ</rt></ruby><ruby>首<rt>shǒu</rt></ruby><ruby>对<rt>duì</rt></ruby><ruby>曰<rt>yuē</rt></ruby>：<ruby>何<rt>hé</rt></ruby><ruby>道<rt>dào</rt></ruby><ruby>之<rt>zhī</rt></ruby><ruby>问<rt>wèn</rt></ruby><ruby>也<rt>yě</rt></ruby>？

<ruby>帝<rt>dì</rt></ruby><ruby>曰<rt>yuē</rt></ruby>：<ruby>愿<rt>yuàn</rt></ruby><ruby>闻<rt>wén</rt></ruby><ruby>人<rt>rén</rt></ruby><ruby>之<rt>zhī</rt></ruby><ruby>五<rt>wǔ</rt></ruby><ruby>脏<rt>zàng</rt></ruby><ruby>卒<rt>cù</rt></ruby><ruby>痛<rt>tòng</rt></ruby>，<ruby>何<rt>hé</rt></ruby><ruby>气<rt>qì</rt></ruby><ruby>使<rt>shǐ</rt></ruby><ruby>然<rt>rán</rt></ruby>？

# 素问·举痛论（十）

【原文】

黄帝问曰：余闻善言天者，必有验①于人；善言古者，必有合于今；善言人者，必有厌于己。如此，则道不惑而要数极②，所谓明也。今余问于夫子，令言而可知，视而可见，扪而可得，令验于己而发蒙解惑，可得而闻乎？

岐伯再拜稽首对曰：何道之问也？

帝曰：愿闻人之五脏卒痛，何气使然？

qí bó duì yuē　　jīng mài liú xíng bù zhǐ　　huán zhōu bù xiū

岐伯对曰：经脉流行不止，环周不休，

hán qì rù jīng ér jī chí　　qì ér bù xíng　　kè yú mài wài zé

寒气入经而稽迟③，泣而不行，客于脉外则

xuè shǎo　　kè yú mài zhōng zé　　qì bù tōng　　gù cù rán ér tòng

血少，客于脉中则气不通，故卒然而痛。

【注释】

　　①验：检验、验证的意思。

　　②要数极：重要道理的本源。

　　③稽迟：指血脉运行阻塞无力。


【译文】

　　黄帝问道：我听说善于谈论天道的，必能把天道验证于人；善于谈论古今的，必能把古事与现在联系起来；善于谈论别人的，必能与自己相结合。这样，对于医学道理，才可无所疑惑，而得其至理，也才算是透彻地明白了。现在我要问你的是那言而可知、视而可见、扪而可得的诊法，使我有所体验，启发蒙昧，解除疑惑，能够听听你的见解吗？

　　岐伯再拜叩头问：你要问哪些道理？

　　黄帝说：我希望听听五脏突然作痛，是什么邪气致使的？

　　岐伯回答说：人身经脉中的气血，周流全身，循环不息，寒气侵入经脉，经血就会留滞，凝涩而不畅通。如果寒邪侵袭在经脉之外，血液必然会减少；若侵入脉中，则脉气不通，就会突然作痛。

**【原文】**

帝曰：其痛或卒然而止者，或痛甚不休者，或痛甚不可按者，或按之而痛止者，或按之无益者，或喘动应手①者，或心与背相引而痛者，或胁肋与少腹相引而痛者，或腹痛引阴股者，或痛宿昔②而成积者，或卒然痛死不知人，有少间复生者，或痛而呕者，或腹痛而后泄者，或痛而闭不通者，凡此诸痛，各不同形，别之奈何？

**【注释】**

①喘动应手：指血脉搏动急促。

②宿昔：宿，止的意思；昔，久远的意思。宿昔，指羁留日久。

**【译文】**

黄帝道：有的痛忽然自止；有的剧痛却不能止；有的痛得很厉害，甚至不能揉按；有的当揉按后痛就可止住；有的虽加揉按，亦无效果；有的痛处跳动应手；有的在痛时心与背相牵引作痛；有的胁肋和少腹牵引作痛；有的腹痛牵引大腿内侧；有疼痛日久不愈而成小肠气积的；有突然剧痛，就像死人一样，不省人事，少停片刻，才能苏醒；有又痛又呕吐的；有腹痛而又泄泻的；有痛而胸闷不顺畅的。所有这些疼痛，表现各不相同，如何加以区别呢？

**【原文】**

岐伯曰：寒气客于脉外则脉寒，脉寒则缩踡，缩踡则脉绌急，绌急则外引小络，故卒然而痛，得炅则痛立止；因重中于寒，则痛久矣。寒气客于经脉之中，与炅气相薄则脉满，满则痛而不可按也。寒气稽留，炅气从上，则脉充大而血气孔，故痛甚不可按也。寒气客于肠胃之间，膜原之下，

血不得散，小络急引故痛，按之则血气散，

故接之痛止。寒气客于侠脊之脉<sup>①</sup>，则深按

之不能及，故按之无益也。寒气客于冲脉，

冲脉起于关元，随腹直上，寒气客则脉不

通，脉不通则气因之，故喘动应手矣。寒

气客于背俞之脉<sup>②</sup>则脉泣，脉泣则血虚，血

虚则痛，其俞注于心，故相引而痛，按之则

热气至，热气至则痛止矣。寒气客于厥阴之

脉，厥阴之脉者，络阴器系于肝，寒气客于

脉中，则血泣脉急，故胁肋与少腹相引痛

矣。厥气<sup>③</sup>客于阴股，寒气上及少腹，血泣

zài xià xiāng yǐn  gù fù tòng yǐn yīn gǔ  hán qì kè yú xiǎo cháng

在下相引，故腹痛引阴股。寒气客于小肠

mó yuán zhī jiān  luò xuè zhī zhōng  xuè qì bù dé zhù yú dà jīng

膜原之间，络血之中，血泣不得注于大经，

xuè qì jī liú bù dé xíng  gù sù xī ér chéng jī yǐ  hán qì

血气稽留不得行，故宿昔而成积矣。寒气

kè yú wǔ zàng  jué nì shàng xiè  yīn qì jié  yáng qì wèi

客于五脏，厥逆上泄④，阴气竭⑤，阳气未

rù  gù cù rán tòng sǐ bù zhī rén  qì fù fǎn zé shēng yǐ

入，故卒然痛死不知人，气复反则生矣。

【注释】

①侠脊之脉：指脊柱两旁深部的经脉。

②背俞之脉：指足太阳膀胱经。

③厥气：指寒气。

④泄：向上泄逆。

⑤竭：遏制的意思。

【译文】

岐伯说：寒气侵犯到脉外，脉便会受寒，脉受寒则会收缩，收缩则脉像缝连一样屈曲着，因而牵引在外的细小脉络，就会突然间发生疼痛，但只要受热，疼痛就会停止；假如再受寒气侵袭，则痛就不易消解了。寒气侵犯到经脉之中，与经脉里的热气相互交迫，经脉就会满盛，满盛则实，所以就会痛得厉害而不能按。寒气一旦停留，热气便会跟随而来，冷热相遇，则经脉充溢满大，气血混乱于中，就会痛得厉害不能触按。寒气侵入肠胃之间，膜原之下，血便不能散行，细小的脉络因之绷急牵引而痛，以手揉按，则血气可以散行，所以按摩后痛就可停止。寒气侵入了督脉，即使重按，也不能达到病所处的地方，所以即使按了也无效益。寒气侵入到冲脉，冲脉是从关元穴起，循腹上行的，所以冲脉的脉不能流通，那么气也就因之而不通畅，所以试探腹部就会应手而痛。寒气侵入到背腧脉，则血脉流行凝涩，血脉凝涩则血虚，血虚则疼痛。因为背腧与心相连，所以互相牵引作痛，如用手按之则手热，热气到达病所，痛就可止。寒气侵入到厥阴脉，厥阴脉环络阴器，并系于肝。寒气侵入脉中，血液不得流畅，脉道迫急，所以胁肋与少腹互相牵引而作痛。逆行寒气侵入到阴股，气血不和累及少腹，阴股之血凝涩，在下相牵，所以腹痛连于阴股。寒气侵入到小肠膜原之间，络血之中，血脉凝涩，不能贯注到小肠经脉里去，因而血气停住，不得畅通，这样日久就成小肠气了。寒气侵入到五脏，则厥逆之气向上散发，阴气衰竭，阳气郁遏不通，所以会忽然痛死，不省人事，如果阳气恢复，仍然是能够苏醒的。